W0372277

Thonon Diät Buch für Anfänger

Nachhaltig abnehmen für hoffnungslose Fälle

In nur 14 Tagen schnell und effektiv zum Traumkörper

inkl. Ernährungsplan

Yasmine Fournier

Thonon Diät Buch für Anfänger
Copyright © 2020

Yasmine Fournier

ISBN: 9798673789506

Aus dem Deutschen von Marie Bergmann

Alle Rechte, insbesondere das Recht der Vervielfältigung und Verbreitung der Übersetzung, vorbehalten. Kein Teil des Werkes darf in irgendeiner Form (durch Fotokopie, Mikrofilm oder ein anderes Verfahren) ohne schriftliche Genehmigung des Verlages reproduziert oder unter Verwendung elektronischer Systeme gespeichert, verarbeitet, vervielfältigt oder verbreitet werden.

1. Auflage 2020

Vorwort

In diesem Buch erwartet Sie eine neue, effiziente und einfache Methode um Gewicht zu verlieren. Sie wünschen sich schon lange, ein paar überflüssige Pfunde loszuwerden oder wollen bald zu einem bestimmten Ereignis rank und schlank erscheinen? Mit der innovativen Thonon Diät sind Sie bald an Ihrem Ziel, denn Sie können nicht nur effektiv, sondern auch schnell abnehmen. Bis zu 10 Kilo sind in 14 Tagen möglich.

Auf geht's zur Ihrer Traumfigur!

INHALT

Die innovative Abnehmkur aus Frankreich

Meine Heimat ist dafür bekannt, dass die Menschen modisch und die Frauen natürlicherweise schlank sind. Denken Sie nur an die schicken Pariserinnen oder glückliche Strandschönheiten in Nizza!

Doch ganz so einfach ist es für uns auch nicht mehr. Es wird mittlerweile immer weniger gekocht und Fast Food und Fertiggerichte haben sich auch in Frankreich ihren Weg in die Gesellschaft gebahnt. Wie überall in der westlichen Welt, leiden auch hier die Frauen unter zu viel Gewicht, wo sie eigentlich unbeschwert mit ihrem Körper zufrieden sein sollten.

Bei mir war das Problem der Arbeitsalltag. Wie es in Paris, wo ich aufgewachsen bin, üblich ist hatte ich mir angewöhnt nur eine Kleinigkeit mit meinem Café au lait am Morgen zu mir zu nehmen. Doch dafür aß ich zur Mittagszeit umso mehr mit meinen deutschen Kollegen. Pommes als Beilage, belegte Brötchen und eine gute Portion Nachtisch standen regelmäßig auf dem Speiseplan. Abends, nach einem anstrengenden Arbeitstag, gab es nochmal eine große Mahlzeit und später noch etwas Süßes oder Snacks, wie Nüsse und Chips zum Entspannen. Und dass diese Gewohnheiten meiner Figur nicht guttaten, sah ich leider nur allzu deutlich im Spiegel. Ich wusste, ich muss etwas tun, sonst ist es vorbei mit der charmanten Silhouette zum niedlichen Akzent. Doch ich hatte einfach nicht die Disziplin. Immer wenn ich mir vornahm gesünder zu essen, kam die Lust auf etwas Besonderes und der Wunsch mich zu belohnen umso stärker zurück, sodass ich meine Vorsätze nie lange durchhalten konnte. Man gibt nicht gerne zu, dass man sich beim Essen nicht beherrschen kann, doch ich schreibe das ganz ehrlich und schonungslos auf, denn es gibt sicherlich unter den Leserinnen einige, die sich darin wiedererkennen können. Doch für Sie, genau wie für mich, kam die Rettung in Form eines Anrufs bei meiner Schwester. Sie lebt mit ihrem Mann am Genfer See und als ich ihr mein Leid klagte, nämlich, dass ich sehr unglücklich mit meiner Ernährung war und immer mehr zugenommen hatte, erzählte sie mir von einem Geheimtipp, der in Frankreich die Runde macht.

Entwickelt wurde dieses neue Abnehmkonzept im Krankenhaus in Thonon Les Bains, daher stammt auch der Name „Thonon Diät“. Es geht darum, schnell und effektiv abzunehmen. In nur 14 Tagen ist es ganz unkompliziert möglich, 10 Kilo leichter zu werden. Und um diese Pfunde nachhaltig zu verlieren, sieht die Diät danach eine Ernährungsumstellung vor, sodass Sie dauerhaft schlank bleiben.

Durch eine harte Kalorienreduktion und einen strengen Essensplan, in dem 600 bis 800 Kalorien am Tag vorgesehen sind, schafft es jeder, endlich abzunehmen. Sie nehmen drei Mahlzeiten am Tag zu sich und jede besteht hauptsächlich aus proteinreichen, hochwertigen Zutaten. Gegliedert ist die Diät in Abnehm- und Stabilisierungsphase und diese zwei Phasen können auch mehrmals durchlaufen werden.

Ich ließ mir von meiner lieben Schwester die Pläne schicken und war ganz versessen darauf, gleich loszulegen. Doch ich hatte auch

Bedenken: Ich, die an keinem Croissant vorbei gehen kann, soll so eine strenge Diät schaffen? Nun ja, ich habe es ausprobiert und lassen Sie mich Ihnen sagen: Gerade diese Diät war einfach perfekt für mich! Ich konnte von Anfang an absehen, wie lange ich durchhalten muss und die unglaublich schnellen Erfolge haben mich so motiviert, dass ich nicht einmal eine Ausnahme gemacht habe. Ich bin begeistert! Und darum verrate ich Ihnen alles, was ich gelernt habe. Egal wo Sie jetzt stehen, die Thonon Diät ist die ideale Diät, um schnell unglaubliche Ergebnisse zu erzielen und diese dauerhaft zu erhalten.

Probieren Sie es jetzt aus!

Das erwartet Sie

Wie oben schon kurz umrissen, sieht die Thonon Diät drei Mahlzeiten am Tag vor. Morgens nehmen Sie etwas Warmes zu sich, meistens gibt es, ganz nach französischer Art, nur Kaffee und an manchen Tagen auch etwas Brot. Das Mittagessen ist die Hauptmahlzeit und abends gibt es nochmal eine proteinreiche Mahlzeit. Fisch, Hähnchen- und Rindfleisch, Eier und frische Salate sind von nun an Ihre besten Freunde. Um nicht viel an Muskelmasse, dafür aber umso mehr an Fett zu verlieren, ist die Diät so konzipiert, dass Sie reichlich Eiweiß zu sich nehmen.

Das Besondere an der Thonon Diät ist, dass Sie keine Mengenangaben mit auf den Weg bekommen. Sie lernen sehr schnell, auf Ihren Körper zu hören. Es wird Ihnen nach einer Weile nicht mehr schwerfallen, darauf zu achten, wie viel Sie zu jeder speziellen Mahlzeit brauchen und wann Sie sich satt fühlen. Außerdem entfällt das lästige grammgenaue Abwiegen von Zutaten, das viele Diäten so unpraktikabel für den Arbeitsalltag macht. Sie dürfen, wenn Sie Hunger haben, zu jeder Mahlzeit so viel Gemüse oder Salat essen, wie Sie möchten. Da absolut keine Süßigkeiten vorgesehen sind, und alles sehr salzarm zubereitet wird, wird sich nicht nur Ihr Körper schnell zum

Besseren verändern, sondern auch Ihre Geschmacksnerven. Sie werden sehen: am Ende merken Sie, dass es auch ohne Naschereien geht.

Sie müssen lernen Disziplin zu haben, denn ohne funktioniert diese Diät nicht. Doch der große Vorteil an dieser Methode ist, dass Sie sofort Ergebnisse sehen. Wenn es Ihnen bisher schwergefallen ist, gute Vorsätze oder eine gesunde Ernährungsumstellung durchzuhalten, dann ist diese Diät das Richtige für Sie, wie es auch bei mir der Fall war. Sie müssen sich zwei Wochen zusammenreißen, das ist übersichtlich, planbar und das Ende der Diät ist von Anfang an in Sicht.

Ich persönlich finde es genial, dass man zeitlich gebunden ist. Vorher hatte ich immer Stress und dachte mir schon zu Beginn: *Wenn ich heute auf die Waage gehe und mein Gewicht ist nicht weiter runter gegangen, muss ich ja nochmal Ewigkeiten Diät halten, wer weiß wie lange es noch dauert, bis ich endlich wieder in mein schönes Sommerkleid passe...aber ich will heute Abend das Glas Rotwein mit meinen Freunden genießen.* Sie kennen dieses unangenehme Gefühl des endlosen Verzichts vielleicht auch. Und dann macht man eine Ausnahme und merkt: von Genuss kann nicht die Rede sein, denn das schlechte Gewissen stellt sich natürlich sofort ein. Das Leben wartet schließlich nicht, bis wir unsere Diäten beendet haben, es zieht weiter an uns vorbei. Festtage kommen, Geburtstage wollen gefeiert werden und ehe man sich versieht, steht Weihnachten wieder vor der Tür und das nächste Jahr ist rum. Dann stehen auch wir da, vor der Weihnachtsgans oder zu Silvester, mit unseren guten Vorsätzen und erzählen uns selbst, dass es im nächsten Jahr klappt. Aber wirkliche Motivation sieht anders aus, das wissen wir alle.

Bei der Thonon Diät ist es völlig anders: durch die schnelle Gewichtsreduktion bleiben Sie von selbst motiviert. Die Dauer der Diät ist klar vorgegeben und auch Sie werden merken, dass genau das ein unglaublicher Vorteil ist, denn die schnellen Ergebnisse werden Sie zum Durchhalten anspornen. Stellen Sie sich vor: nach ein paar Tagen sind schon die ersten Kilos weg. Was glauben Sie, wie leicht es dann plötzlich fällt, den Rest der Zeit auch durchzuhalten! Auf genau diese positive Seite des Abnehmens wird hier wert gelegt.

Noch dazu gibt es leckere Lebensmittel, die viel Energie liefern und frisches Gemüse, das Ihrer Verdauung guttut. Sie müssen nicht aufwändig kochen und die Mahlzeiten finden Sie auf fast jeder Restaurantkarte, wenn Sie ausgehen möchten, oder an einem Geschäftsessen teilnehmen müssen.

Die Pläne für jeden Tag sind einfach zu befolgen, es gibt keine komplizierten Rezepte oder schwer zu beschaffenden Zutaten, die Sie nicht im jedem Lebensmittelgeschäft finden würden. Die Mahlzeiten sind leicht zuzubereiten und familienfreundlich. Sie finden außerdem eine praktische Wocheneinkaufsliste. Ich gehe später nochmal genauer darauf ein, wie Sie die Mahlzeiten für jeden Tag auch ganz einfach in Ihr Familienleben integrieren können und gebe einige Beispiele wie Sie die Mahlzeiten erweitern können, sodass sie auch für Kinder geeignet werden.

Meiner Erfahrung nach lässt sich die Thonon Diät leicht in den Alltag integrieren und auch abwandeln, wenn Sie beispielsweise Allergien haben oder ein Lebensmittel nicht essen dürfen oder vermeiden wollen. Nachfolgend finden Sie in Kapitel 3 eine abgewandelte Version der Thonon Diät, die für die vegetarische Ernährungsweise angepasst wurde. Reichlich Milchprodukte, Eier, Nüsse und Hülsenfrüchte sollen die Energie liefern, sodass Sie die Diät auch ohne tierische Lebensmittel erfolgreich durchführen können. Auch Ihr Geldbeutel wird spüren wie gut es tut, wenn man sich auf die wesentlichen Mahlzeiten und wenige Zutaten beschränkt. Es ist Ihnen ganz alleine überlassen, ob sie feinste Biozutaten wählen oder sparsam im Supermarkt einkaufen. Alles ist möglich und diese Diät passt sich Ihrem Leben an, trotz des strikten Plans.

Nachdem Sie abgenommen haben, kommt die Umstellung Ihrer Ernährung, die Stabilisierungsphase. Und wenn Ihnen eine Ernährungsweise mit viel Salat, Gemüse und Obst und bloß 1200 Kalorien am Tag vor der Diät schwierig erschien, werden Sie sehen: nach der Abnehmphase ist es spielend leicht und wird Ihnen viel Spaß machen. Denn Ihr Magen hat sich in den zwei Wochen zuvor enorm verkleinert, Ihre Geschmacksnerven haben sich an wenig Salz und Zucker gewöhnt und Sie können die Mahlzeiten wirklich wertschätzen. Es gibt keinen strikten Plan mehr, nur eine Leitlinie. In Kapitel 6 finden Sie auch einige Beispiele, wie so ein Tag aussehen könnte, inklusive Kalorienbilanz und Rezepten für jede Mahlzeit. Sie sind in dieser Phase der Diät ganz frei, alles nach Ihren Vorlieben zu gestalten. Und wenn Ihnen das noch nicht ausreicht und sie mehr abnehmen möchten, können Sie nach einer gewissen Zeit eine weitere Runde daran hängen.

Vorbereitung

FÜR WEN IST DIESE DIÄT GEEIGNET?

Sie wissen nun bereits, mit welchen Voraussetzungen ich in die Diät gestartet bin. Ich war bei Weitem nicht so diszipliniert, wie ich es hätte sein müssen und konnte meine vielen schlechten Angewohnheiten nicht loswerden (und den Hüftspeck dementsprechend auch nicht). Falls es Ihnen auch so geht, wissen Sie ja aus eigener Erfahrung, dass es ohne Disziplin unmöglich ist, seine Traumfigur zu erreichen. Viele Methoden können zwar funktionieren, doch was hilft uns das, wenn wir sie einfach nicht befolgen können. Doch genau wie bei mir, kann die Thonon Diät für Sie der Schlüssel sein, um diesen unangenehmen Kreislauf von guten Vorsätzen und schlechtem Gewissen endlich zu durchbrechen. Wenn Sie also glauben, so eine Diät halten Sie niemals durch, dann rate ich Ihnen: Lesen Sie das 2. Kapitel, in dem es um Motivation geht. Es gibt sogar einen Fragebogen. So gerüstet schaffen Sie es sicherlich. Denn wenn Sie es satt haben, sich selbst nicht unter Kontrolle zu haben und dennoch bei jedem noch so schönen Essen, das sie eigentlich mit Ihren Liebsten genießen sollten, an Ihre Waage denken, ihre Vorsätze nicht durchhalten und stattdessen ein schlechtes Gewissen haben, ist diese Diät für Sie. Ich könnte Ihnen nur unzureichend beschreiben, wie stolz Sie sein werden, wenn Sie es endlich geschafft haben!

Oder vielleicht ist Ihr Problem ja gar nicht der Mangel an Beherrschung, sondern Sie suchen nach einer schnellen Methode ein paar Pfunde loszuwerden und im Sommer im Bikini allen anderen am Strand den Atem zu rauben. Vielleicht sind Sie schon fit und möchten trotzdem noch den letzten Rest an Körperfett loswerden, um für einen bestimmten Anlass perfekt zu sein. Lassen Sie mich Ihnen sagen, effektiver als bei der Thonon Diät geht es nicht. Selbst die letzten überflüssigen Pfunde werden schmelzen.

Es ist doch ein Traum, den jeder hat, der schon mal nicht mehr in seine Lieblingsjeans passte: keine Figurprobleme mehr zu haben und sich keine Gedanken zu machen, wenn man in Unterwäsche vor dem Partner steht. Im Bikini nicht dem Bauch einzuziehen, wenn man an anderen Leuten vorbeiläuft. In der tollen neuen Boutique kein inneres emotionales Drama wie ein Dreijähriger vorm Süßigkeitenregal zu erleben. Vorm Spiegel zu stehen und nicht immerzu mit den Blicken am Bauch oder Hintern hängen zu bleiben, mit dem Gedanken: wenn das nicht wäre. Man könnte sich sagen: alles in allem bin ich einfach heiß und spitze und schön! Und man würde sich einfach in seiner Haut wohlfühlen.

Sicherlich, irgendwas findet auch die schlankeste Frau, dass sie an ihrem Körper ändern wollen würde, wenn sie könnte. Doch der Spaß hört auf, wenn man durch Selbstzweifel und gescheiterte Abnehmversuche langsam aber sicher frustriert wird, sich selbst nicht mehr mit liebevollen Augen betrachtet und den Spaß und wahren Genuss am Leben verliert.

Dazu kommt, dass ein zu hohes Körpergewicht den Gelenken nicht guttut. Ihre Knie und Ihr Rücken werden Ihnen danken, wenn sie weniger tragen müssen. Mit weniger Gewicht lässt sich leichter Sport machen, das habe ich am eigenen Leib erfahren. Wo ich mich früher einmal in der Woche lustlos zum Pilates schleppte, tauche ich heute voller Energie im Fitnessstudio auf und der Pilateskurs ist nur noch zum Herunterkommen nach dem vorherigen HIIT Workout da. Ich hatte nach der Abnehmphase plötzlich Lust auf Schwimmen, Joggen und wöchentlich nach Feierabend eine Runde Tennis mit dem Partner, der völlig perplex war. Er wusste ja nicht, wie anstrengend Sport sein kann, wenn man zu viel für seine Körpergröße wiegt.

Von all dieser Last befreit, wird es sicher auch Ihnen leichtfallen, sich mehr zu bewegen. Und so kommt die Fitness von ganz alleine. Denn jede Runde Sport, egal welcher Art, sollten Sie als Investition sehen. Die positiven Vorgänge, die dadurch im Körper angeregt werden, können wir überhaupt nicht alle überblicken, wenn wir nicht gerade ein Medizinstudium absolviert haben. Doch um es kurz zu halten: es geht nicht alleine darum, Kalorien zu verbrennen, sondern um die ganzheitliche physische, wie psychische Gesundheit, die gestärkt wird.

Zudem ist Bauchfett nicht besonders gesund. Wenn es übermäßig vorkommt, wirkt es leider wie ein selbstständiges Organ, das sogar Hormone produziert, die das Abnehmen und den ganzen Stoffwechsel negativ beeinflussen. Die Haut und das Bindegewebe werden strapaziert, das Herz muss viel mehr leisten und wird schneller müde.

Es gibt also viele Gründe, die es ratsam machen, nach der Idealfigur zu streben. Sei es aus ästhetischer oder gesundheitlicher Perspektive. Und mit der Thonon Diät halten Sie nun endlich eine Methode in den Händen, die für jeden funktioniert. Besonders geeignet ist die Diät für alle, die ohne viel Zeit zu investieren ihren lang ersehnten Traumkörper erreichen wollen. Ob es nur ein paar Kilos sind oder Sie substanziell an Gewicht verlieren müssen, mit dieser Thonon Diät können Sie es schnell und einfach schaffen und dafür sorgen, dass all die oben beschriebenen Probleme der Vergangenheit angehören.

MÖGLICHE RISIKEN UND SCHWIERIGKEITEN

Sprechen Sie mit Ihrem Arzt, bevor Sie eine Diät beginnen. Vor allem, wenn Sie besondere gesundheitliche Probleme haben. Dann nämlich sollten Sie vorher abklären, ob die Thonon Diät zu Ihren besonderen Bedürfnissen passt.

Für Schwangere, Kinder und Senioren ist diese Methode des Abnehmens nicht geeignet. Auch wenn Sie schon mal an einer Essstörung gelitten haben, sollten Sie die Thonon Diät unterlassen, denn durch starke Kalorienbeschränkungen besteht sehr schnell die Gefahr, rückfällig zu werden.

Da Sie zwei Wochen lang sehr wenige Kalorien zu sich nehmen, ist es nicht möglich, in diesem Zeitraum alle nötigen Nährstoffe aus der Nahrung zu beziehen, die der Körper dauerhaft braucht. Aus diesem Grunde wird davon abgeraten, den Ernährungsplan länger als zwei Wochen am Stück zu befolgen. Wenn Sie mehr als 10 Kilo verlieren möchten, können Sie nach einer ausreichend langen Stabilisierungsphase nochmals die Diät wiederholen. Mehr dazu finden Sie in Kapitel 5. Hier gehe ich nochmals genauer auf starkes Übergewicht ein und wie Sie die Thonon Diät anwenden, wenn Sie davon betroffen sind.

Da mit der Thonon Diät zu Beginn eine harte Kalorienreduzierung einhergeht, kann es sein, dass Sie in den ersten Tagen sehr hungrig sind und dementsprechend schlechte Stimmung aufkommt. Es ist auch gut möglich, dass Sie der Heißhunger überkommt. Versuchen Sie, diesen als Wegweiser für Ihre Ernährung zu sehen. Fragen Sie sich in der akuten Situation, was der Körper Ihnen beispielsweise mit dem Hunger auf Schokolade sagen möchte? Hierzu finden Sie auch einen Fragebogen, den Sie vor und während der Diät ausfüllen können, um Ihren Fortschritt zu dokumentieren.

Weiterhin ist es möglich, dass der Hormonhaushalt durch die Umstellungen durcheinanderkommt, was damit einhergehen kann, dass sich die Periode verspätet. Dies ist in Zeiten von Stress, Temperaturschwankungen und auch Ernährungsumstellungen bei vielen Frauen der Fall. Sie sollten sich darauf einstellen, um nicht in Sorge zu geraten, denn Stress ist kein guter Begleiter einer Diät, wie ich später in

diesem Kapitel noch erklären werde.
Auch Kopfschmerzen treten während der Diät gelegentlich auf. Es kann sein, dass Sie sich schwach oder schlapp fühlen und Kreislaufprobleme bekommen. Sie sollten sich deswegen darauf einstellen, dass Sport in der zweiwöchigen Diätphase nur beschränkt möglich ist. Dennoch ist es sehr wichtig, dass Sie sich bewegen, um dem vermehrten Abbau von Muskelmasse entgegenzuwirken, den der Körper anstrebt, wenn er sehr wenig Kalorien zugeführt bekommt. Im Kapitel 6, in dem es um den Jo-Jo Effekt geht, können Sie noch mehr über diesen Mechanismus lesen und wieso er bewirkt, dass man nach der Diät schneller wieder zunimmt, wenn man isst wie vorher. Es ist sehr wichtig, dass Sie die Stabilisierungsphase danach diszipliniert einhalten, um diesen unangenehmen und für den Körper ungesunden Teufelskreis zu vermeiden.

Überhaupt brauchen Sie für die Thonon Diät sehr viel Willenskraft, mitunter wird Sie der strenge Ernährungsplan möglicherweise auf eine harte Probe stellen. Naschen und Ausnahmen sind nicht vorgesehen und vor allem, wenn Sie mit Süßigkeiten sündigen, beeinträchtigen Sie das Ergebnis entscheidend negativ. Da Sie, ähnlich wie bei einer ketogenen Diät, in den zwei Wochen der Abnehmphase nur kleine Mengen an Kohlenhydraten zu sich nehmen, stellt der Körper sich um. Durch Naschereien konterkarieren Sie diese Umstellung und damit Ihren Erfolg. Damit das nicht passiert, erkläre ich im nächsten Kapitel, wie ich selbst die nötige Motivation gefunden habe und gebe Ihnen einige wertvolle Tipps zur Hand, wie Sie Ihren Kopf auf die Diät vorbereiten können.

DAS RICHTIGE MINDSET

Dieses herrliche Gefühl, von einer Last befreit zu sein und wieder leichtfüßig durch die Welt zu gehen ist für die meisten die beste Belohnung. Doch bis dahin ist es ein weiter Weg und die Gründe, warum Sie sich entschieden haben, dass Sie abnehmen wollen sind so vielfältig wie wir Frauen. Mir hat es enorm geholfen, meine Beweggründe, Ziele und mit der Diät verbundene Hoffnungen aufzuschreiben. Denn manchmal war die Diät hart, das kann ich überhaupt nicht bestreiten. In diesen Momenten habe ich dann meinen Zettel herausgeholt und mir vorgestellt, wie ich mein altes Sommerkleid wieder tragen kann (mit einem Strohhut und Espadrilles im Urlaub zuhause in Frankreich) und was mein Partner sagen wird (Wah, magnifique, chérie!). Es ist wichtig, dass auch Sie sich vorbereiten und herausfinden, was Sie antreibt.

Auf der nächsten Seite finden Sie einen kleinen Fragebogen, den Sie vor der Diät ausfüllen können, um für sich selbst die wichtigsten Punkte zu klären und Ihre Motivation schriftlich festzuhalten. Direkt im Anschluss folgt ein zweiter Fragebogen, den Sie während den ersten zwei Wochen ausfüllen können, um festzuhalten, wie es Ihnen geht. Damit möchte ich Sie anregen, sich mit der Stabilisierungsphase und Ihrer Ernährung im Allgemeinen auseinanderzusetzen.

10 FRAGEN – VOR DER DIÄT

1. *Warum wollen Sie abnehmen?*

2. *Stellen Sie sich eine konkrete Situation vor in der Sie es geschafft haben und glücklich mit Ihrer neuen Figur sind*

3. *Was würde sich an Ihrem Leben positiv verändern, wenn Sie abnehmen?*

4. *Stellen Sie sich vor den Spiegel und überlegen Sie realistisch, wie sich Ihre Figur verändern würde, durch die angestrebte Abnahme. Schreiben Sie es hier auf.*

5. *Was hat Sie bisher am meisten beim Abnehmen behindert?*

6. *In welchen Situationen (emotionale oder äußere) und bei welcher Mahlzeit können Sie sich nicht zurückhalten?*

7. *Haben Sie Essen bisher genutzt, um sich besser zu fühlen, oder zu belohnen? Was könnten Sie stattdessen tun, was Ihnen guttut?*

8. *Haben Sie ein Lieblingslokal, in das Sie gehen möchten, oder essen Sie in der Kantine, oder Mensa? Was gibt es dort, was zum Plan der Diät passt?*

9. *Gibt es während der Diät einen besonderen gesellschaftlichen Anlass? Wie möchten Sie damit umgehen?*

10. *Was ist laut BMI Ihr Idealgewicht und wieviel möchten Sie abnehmen?*

10 FRAGEN - WÄHREND DER DIÄT

1. *Wie geht es Ihnen?*

2. *Welches Essen oder Nahrungsmittel vermissen Sie am meisten?*

3. *Haben Sie ständig Heißhunger auf etwas Bestimmtes? Süß oder salzig?*

4. *Könnten Sie dieses Gericht später figurfreundlich zubereiten? Zum Beispiel als Low Carb Version oder in Rohkost Qualität?*

5. *In welcher Situation finden Sie es besonders schwierig, sich an den Tagesplan zu halten?*

6. *Wie könnten Sie nach der Diät mit dieser Situation umgehen, ohne alle guten Vorsätze über Bord zu werfen?*

7. *Welche Elemente der Diät gefallen Ihnen besonders, welche könnten Sie beibehalten?*

8. *Auf was fällt es Ihnen leicht zu verzichten?*

9. *Wie könnten Ihre Mahlzeiten in der Stabilisierungsphase aussehen?*

10. *Haben Sie Sport gemacht? Haben Sie sich sonst viel bewegt? Welche Art der körperlichen Ertüchtigung macht Ihnen Freude und welchen Sport möchten Sie nach der Gewichtsabnahme treiben?*

Seien Sie auch realistisch. Was Sie dank der Thonon Diät erreichen möchten, ist etwas Besonderes. Schnelles Abnehmen erfordert Disziplin und dass Sie sich auch einschränken. Rechnen Sie mit Heißhungerattacken und halten Sie sich für diese Momente eine Alternative bereit. Da gibt es zum Beispiel die gute alte Tasse Tee, die ein wohliges Gefühl verbreitet und ganz ohne Kalorien vom Appetit ablenken kann. Ein Spaziergang oder Ihre Lieblings-CD, mal laut aufgedreht, haben einen unschätzbaren Wert, wenn es darum geht, sich etwas Gutes zu tun.

Eine Diät ist also kein Wundermittel, sondern eine Zeit des Ausnahmezustandes, für den Körper, aber auch für Ihre Psyche. Sie investieren in dieser Zeit in sich und Ihre spätere Gesundheit. Begreifen Sie diese Diät als eine Kur und gehen Sie in dieser Zeit liebevoll mit sich selbst um, auch in Gedanken. Es kann gut sein, dass einige traurige und herausfordernde Gedanken aufkommen. Versuchen Sie nicht, sich zu bestrafen für Ihre Figur oder die mangelnde Fitness. Denn diese Herangehensweise hat noch mehr negative Folgen, als man oberflächlich überblicken kann.

Stress, zeitlicher, gesellschaftlicher und emotionaler Druck verursachen im Körper ganz bestimmte chemische Reaktionen. Unser Körper ist unser Freund, er versucht uns am Leben zu erhalten. Wenn Sie nun besonders viel Stress haben, wird ein Hormon, ein Botenstoff namens Cortisol vom Gehirn produziert. Und dessen Botschaft ist: halt alles fest, was du hast! Wir sind in Gefahr! Es kommen schlechte Zeiten! Dieser Modus beeinflusst den Stoffwechsel, also wie schnell das gegessene Essen zu Energie umgewandelt wird oder eben auf den Hüften landet. Es beeinflusst wie gut Proteine die man isst aufgenommen und im Körper als neue Bausteine verwertet werden.

Mit anderen Worten: wer unter Stress steht, hat es schwerer abzunehmen. Dauerstress fördert das ungesunde Bauchfett. Von daher ist

es sehr wichtig sich nicht selbst fertig zu machen. Eine positive Einstellung dem eigenen Körper gegenüber erleichtert das Abnehmen nicht nur psychisch, sondern auf biochemischer Ebene innerhalb des Körpers. Bleiben Sie locker!
Und Sie haben ja auch allen Grund dazu. Mit der Thonon Diät haben Sie ein Abnehm-Modell das funktioniert. Ich möchte hier keine Freikarte ausstellen, aber sollten Sie eine Mahlzeit nicht so einhalten wie der Plan vorgibt, machen Sie sich keine Vorwürfe. Versuchen Sie nicht den Ausrutscher durch Fasten wieder gut zu machen. Machen Sie einfach mit der Diät weiter.

Es ist auch nicht notwendig, sich jeden Tag zu wiegen. Wenn es Sie nervös macht, wenn die Waage am zweiten Tag dem ersehnten Ziel noch nicht nähergekommen ist, wiegen Sie sich doch erst wieder am Ende der ersten Woche. Auf der anderen Seite, wenn Sie Spaß daran haben in Zahlen zu sehen, wie Sie jeden Tag ein bisschen leichter werden, spricht absolut nichts dagegen jeden Tag auf die Waage zu steigen. Doch klammern Sie sich nicht an eine bestimmte Zahl. Sicherlich haben Sie ein Idealgewicht für Ihren Körperbau im Sinne, wenn Sie beginnen abzunehmen. Und falls Sie dazu noch keine Idee haben, gibt es im Internet viele BMI Rechner, die Ihnen das optimale Gewicht ausrechnen können. Wenn es tatsächlich so sein sollte, dass Sie langsamer abnehmen als gedacht, machen Sie sich klar, dass Sie die Abnehmphase nach einer Weile jederzeit wiederholen können. Darum kommt es nicht auf jedes Gramm an, zumal in der nachfolgenden Stabilisierungsphase bei maximal 1500 Kalorien sehr viele Menschen noch weiter abnehmen. Haben Sie Vertrauen. Denn vorausgesetzt, Sie haben den Ernährungsplan eingehalten, wird garantiert ein erfreuliches Ergebnis am Ende dort stehen.

Ich würde Ihnen empfehlen, sich auf jeden Fall zu Beginn und am Ende der Abnehmphase sowie am Ende der Stabilisierungsphase zu wiegen und auch die Maße von Brust, Taille und Hüfte zu notieren. So können Sie Ihre Erfolge kontrollieren und sind nicht auf die subjektive Eigenwahrnehmung angewiesen. Es folgt eine Tabelle zum Ausfüllen. Manchmal hat man beispielsweise noch nicht viel am Gewicht abgenommen, aber dafür ist der Bauchumfang geschrumpft. Oder man findet seinen Po im Spiegel noch immer dick, hat aber unbemerkt an anderen Stellen schon sehr viel Fett verloren. Indem Sie sich in regelmäßigen Abständen messen und wiegen, bekommen Sie ein umfassendes Bild Ihres Fortschritts.

TABELLE ZUM AUSFÜLLEN

	Start der Abnehm-phase	Ende der ersten Woche	Start der Stabilisierungsphase	Ende der Stabilisierungsphase
Datum				
Gewicht in KG				
Brust in cm				
Taille in cm				
Hüfte in cm				

DIESE FEHLER SOLLTEN SIE VERMEIDEN

An jedem Tag der Diät gibt es frische Salate, Obst oder Gemüse. Essen Sie nicht zu wenig davon. Im Gegenteil, hier sollten Sie reichlich zuschlagen um Ihrem Magen zu füllen, Vitamine zuzuführen und länger satt zu sein. Manche Frauen machen den Fehler, auch hier kleine Portionen essen zu wollen, doch dies ist nicht ratsam und beeinträchtigt eher Ihre Selbstkontrolle.

Achten Sie auch darauf, sonst keine Kalorien in flüssiger Form zu sich zu nehmen. Limonaden, Säfte, Zucker im Kaffee oder Tee, sind nicht erlaubt. Halten Sie sich daran, um Ihre Kalorienzufuhr gering zu halten, denn was in Getränken versteckt ist, ist enorm. Alkohol ist während der gesamten Diät, also in der Abnehm- und auch der Stabilisierungsphase, streng verboten. Denn Bier und Wein haben unwahrscheinlich viele Kalorien, die auch noch ideal geeignet sind, direkt auf den Hüften zu landen. Zudem hat man im Allgemeinen weniger Selbstkontrolle, wenn man erst mal angetrunken ist und das Buffett ist dann nicht mehr vor der Diätwilligen sicher. Stellen Sie sich also darauf ein und überlegen Sie sich auch, wie Sie in verschiedenen Situationen damit umgehen, wenn Ihnen etwas angeboten wird. Oft wird man komisch angeschaut, wenn man als Frau im gewissen Alter plötzlich nichts mehr trinkt. Denn das Glas Wein zum Essen oder das Feierabendbier gehören einfach bei den meisten dazu. Sie könnten ja sagen, dass Sie Diät machen, oder dass Sie ein paar Wochen gesünder leben wollen, oder dass Sie eine Wette gewinnen möchten, um keine Gerüchte aufkommen zu lassen. Hauptsache Sie sind auf die Situation vorbereitet.

Bereiten Sie sich generell darauf vor, eine gewisse soziale Isolation zu erleben. Bedenken Sie, dass Sie nicht unbedingt unbeschwert mit Freunden ausgehen können, ohne sich vorher zu überlegen, was Sie bestellen. Eine der häufigsten Situationen, in denen Menschen Ihr Diätvorhaben über Bord werfen, ist es, hungrig im Restaurant zu sein, unter Menschen, die nichts von der Diät wissen. Machen Sie nicht den Fehler, Ihre Diät während Partys, Weihnachten oder einen runden Geburtstag in die zwei Wochen der strengen Abnehmphase zu legen. Und wenn es nicht anders möglich ist, bereiten Sie sich vorher mental darauf vor. Sie könnten im Internet die Speisekarte des Restaurants anschauen und schon vorab etwas auswählen, das in Ihren Tagesplan passt.

Gehen Sie nicht davon aus, dass es allzu einfach wird. Um viel Gewicht in kurzer Zeit zu verlieren, brauchen Sie eisenharte Disziplin. Die Versuchung von der Diät abzuweichen wird in jedem Fall mannigfaltig vorhanden sein. Überlegen Sie sich besser schon im Voraus, welche Versuchungen speziell in Ihrem Alltag auftauchen, wie der tägliche Gang an der Bäckerei mit den tollen Schokocroissants. Es ist einfach, zuhause nach dem Abendessen zu beschließen, dass Sie da nichts mehr kaufen. Aber morgens, ohne Frühstück, mit Hunger im Bauch und in Gedanken schon bei der Arbeit, wie bringen Sie da die Willenskraft auf? Auch das geht. Sie könnten sich beispielsweise ein Stofftaschentuch, angesprüht mit Ihrem Lieblingsparfüm mitnehmen und daran riechen, wenn sie vorbei gegangen sind. Oder eine Tasse Kaffee oder grünen Tee im Becher von zuhause mitnehmen und auf dem Weg zur Arbeit genussvoll trinken. Was immer Ihre persönlichen Fallstricke sind, beschäftigen Sie sich vorher gedanklich damit, anstatt einfach zu erwarten, dass sie magischerweise nicht auftauchen.

Sie können auch nicht unbedingt davon ausgehen, dass Sie auf Diät die besten Leistungen bringen. Von daher ist es nicht ratsam, diese Diät in einer Zeit zu beginnen, in der Sie voraussichtlich besonders viel Stress haben. Die wichtige Präsentation für den neuen Job oder die Einschulung Ihres Ältesten bringen Sie deswegen am besten erstmal hinter sich, bevor Sie starten.

Viele Frauen haben vor oder währen ihrer Periode oft Probleme mit Schmerzen, emotionalem Ungleichgewicht und Heißhungerattacken. Wenn das bei Ihnen auch der Fall ist, versuchen Sie doch mal im Voraus zu beobachten, wann genau diese auftreten. Legen Sie den Start der Diät bewusst auf die Tage, in denen es Ihnen dann wieder besser geht. Das ist bei jeder Frau unterschiedlich und Sie können nur durch Beobachtung und das Bewusstmachen Ihres eigenen Körpers lernen, was er speziell braucht.

Einen anderen Körper haben Sie nun mal nicht. Und das bringt mich zu einem weiteren wichtigen Punkt. Sie sollten sich so akzeptieren, wie sie gebaut sind. In Frankreich ist es in der Erziehung von Mädchen sehr wichtig, Ihnen mitzugeben, dass sie sich selbst annehmen und Ihren Körper gut behandeln. Und dass sie schön sind. Denn Schönheit ist vor allem eine innere Haltung. Charme und eine gute Einstellung zum Leben werden jeden umhauen, der Sie kennenlernen darf. Eine schlanke Taille dagegen ist tatsächlich immer noch Geschmackssache. Und keine Diät der Welt macht Sie größer, Ihre Beine länger, oder Ihr Haar welliger. Denken Sie daran, dass Abnehmen nur so weit helfen kann. Ja, ich selbst habe erlebt, wie sehr die Selbstsicherheit explodiert, wie die Wahrnehmung and Akzeptanz der eigenen Person sich riesig steigert, wenn man nach vielen gescheiterten Versuchen sein Ziel erreicht hat und darauf stolz ist.

Doch machen Sie sich zuerst klar, dass Sie ein wertvoller Mensch sind, egal wie viel Sie wiegen. Warum ich das in einem Diätbuch schreibe, auf die Gefahr hin, dass einige Leserinnen dann vielleicht überhaupt keine Diät mehr machen wollen? Nun, zum erfolgreichen Abnehmen brauchen Sie ein entspanntes Umfeld und das beginnt in Ihrem Kopf. Es hilft Ihnen absolut nicht weiter, wenn Sie sich völlig fertig machen, weil Sie an einem Morgen auf der Waage sehen, dass Sie gestern nicht so viel abgenommen haben wie Sie sich gewünscht haben. Es hilft nicht vor lauter Frust dann zu denken: nun ist es auch egal, esse ich zum Frühstück halt Schokoladeneis. Sie sollten sich stattdessen klar machen, was eine Diät Ihnen bringen kann – und was nicht. Wenn Sie andere Probleme haben, wegen denen Sie immer wieder zu Süßigkeiten greifen, um sich besser zu fühlen, ist nun vielleicht der richtige Zeitpunkt, sich zurückzuziehen und diese mal grundlegend zu überdenken. Zucker hat eine interessante Wirkung auf den Körper, da er vom Magen direkt in die Blutbahnen transportiert werden kann. Man erhält sofort einen Schub an neuer Energie und fühlt sich frischer und glücklicher. Es ist nur allzu verständlich, dass jeder von uns dieses Gefühl mag. Doch müssen wir andere Mittel finden, diesen Effekt herbeizuführen, auch in den herausfordernden Zeiten unseres Lebens.

Eine Diät bringt Ihnen nicht automatisch ein neues Leben, den tollen Job oder eine große Auswahl an idealen zukünftigen Partnern, die Sie vom Fleck weg abgöttisch lieben. Machen Sie niemals den Fehler so zu denken. Wenn ich erst dünn bin, werde ich geliebt. Anerkannt. Zu Partys eingeladen. Im Lotto gewinnen. Immer gratis Parken können. Setzen Sie hier ein, was immer Sie möchten. Viele Menschen verbinden mit dem Ziel abzunehmen oft unbewusst andere Wünsche, die sie dann in dieser schönen, schwammigen Zukunft irgendwie automatisch erreichen. Ich möchte Sie davor bewahren, am Ende ernüchtert festzustellen, dass sich nur die Zahl auf der Waage geändert hat. Am Ende schlimmstenfalls dann wieder zu den alten Mustern der Ernährung zurück zu kehren und langsam aber sicher wieder zuzunehmen. Nur eine neue Einstellung und sich den speziellen Herausforderungen Ihres Lebens selbstbewusst zu stellen, kann Ihnen ein neues Leben verschaffen. Natürlich kann eine Diät Teil dessen sein.

Wenn Sie grundlegend unzufrieden sind und Ihr Leben ändern

möchten, ist Abnehmen ein lohnenswertes Seitenprojekt. Und auch ein sehr wertvolles, denn das Selbstwertgefühlt ist ein wichtiger Faktor. Mit einer realistischen und vernünftigen Sicht auf das Thema, sind die bestens gerüstet für eine erfolgreiche Diät.

10 GEHEIMTIPPS VOR DEM START

1. Machen Sie ein Einkaufsliste oder nutzen Sie die in Kapitel 3. Sie können sich auch bereits im Voraus in Ihrem Kalender eintragen, welche Mahlzeiten anstehen. Kaufen Sie vorher schon den Großteil aller Zutaten ein, die Sie dann nur noch alle paar Tage mit frischen Sachen ergänzen müssen. So besteht weniger Gefahr im Supermarkt doch noch schwach zu werden. Je organisierter Sie sind, desto reibungsloser klappt es dann auch.

2. Bringen Sie auch Bio Zitronen und Ingwer mit. Damit können Sie Ihr Wasser aromatisieren und außerdem helfen diese Zutaten, den Stoffwechseln anzufeuern.

3. Legen Sie sich eine Sammlung an natürlichen Gewürzen zu, die Sie ausprobieren können und besorgen Sie auch frischen Kräuter. Diese halten sich im Kühlschrank in ein Wasserglas gestellt locker eine Woche und verfeinern jede Mahlzeit.

4. Später können Sie nachlesen, wie Sie Flohsamenschalen während der Thonon Diät einsetzten können. Zur Darmreinigung empfiehlt es sich damit schon ein paar Tage vorher zu beginnen.

5. Räumen Sie daheim und an Ihrem Arbeitsplatz die Snacks und Süßigkeiten weg, denn so kommen Sie überhaupt nicht erst in Versuchung.

6. Am Tag davor sollten Sie schon wenig essen, vor allem am Abend. Ein Butterbrot mit fein geschnittenen Radieschen und Ihr Lieblingstee (allerdings kein Schwarz- oder Grüntee) sind ein toller

Start.

7. Sorgen Sie gleich von Anfang an dafür, dass Sie tagsüber Ruhezeiten haben. Sie könnten die kommenden zwei Wochen so planen, dass Sie eine längere Mittagspause haben in der Sie einen kleinen Spaziergang machen oder dass Sie zwischen Terminen immer mal 10 Minuten für sich haben.

8. Sorgen Sie auch dafür, dass Sie ausreichend schlafen können und beginnen Sie eine entspannende Abendroutine einzuführen. Beispielweise können Sie sich eine Stunde vor dem Schlafen einen Tee mit Melisse, Lavendel und Baldrian machen und dann ein gutes Buch zur Hand nehmen oder ein Tagebuch führen, um festzuhalten, wie es Ihnen während der Diät ergeht. Überhaupt sind Notizen sehr hilfreich. Was hat gut geklappt? Was war schwierig? Falls Sie jemals wieder in die Situation kommen sollten ein bisschen abnehmen zu müssen oder falls Sie die Thonon Diät wiederholen möchten, um noch mehr abzunehmen, haben Sie gleich ein paar gute Ratschläge an sich selbst parat.

9. Sie können sich einen Schrittzähler zulegen, denn so wird es leichter nachzuvollziehen, ob Sie sich genug bewegt haben. 10.000 Schritte am Tag wären ideal.

10. Überlegen Sie sich etwas als Belohnung für zwischendurch. Es sollte selbstverständlich kein Essen sein, sondern eventuell ein besonderer Tee, den Sie abends genießen können, oder ein schöner Nagellack, den Sie tragen können.

Die Abnehmphase

DER WOCHENPLAN

Auf den folgenden Seiten finden Sie einen detaillierten Plan für eine Woche. Er ist dazu gedacht in der zweiten Woche wiederholt zu werden.

Tag 1

Morgens: Schwarzer Kaffee oder Tee, ohne Zucker. Wenn Sie mögen ist ein Schuss Milch in Ordnung.

Mittags: Zwei gekochte Eier, ungesalzen, dazu gedünsteten Spinat ohne Öl und ohne Salz zubereitet. Sie können so viel Spinat essen, wie Sie möchten.

Abends: Ein großes gegrilltes Steak oder drei kleinere Hamburger-Frikadellen, dazu reichlich grünen Salat mit Staudensellerie und Edamame.

Tag 2

Morgens: Schwarzer Kaffee oder Tee, ohne Zucker. Wenn Sie mögen ist ein Schuss Milch in Ordnung.

Mittags: Ein Steak ohne Öl gebraten, dazu Salat mit Tomaten und Früchte nach Belieben

Abends: Gekochter Schinken nach Belieben

Tag 3

Morgens: Schwarzer Kaffee oder Tee, ohne Zucker. Wenn Sie mögen ist ein Schuss Milch in Ordnung. Eine Scheibe Vollkornbrot ohne Belag

Mittags: Zwei gekochte Eier, ungesalzen, dazu Salat und Tomaten nach Belieben

Abends: Schinken und grüner Salat nach Belieben

Tag 4

Morgens: Schwarzer Kaffee oder Tee, ohne Zucker. Wenn Sie mögen ist ein Schuss Milch in Ordnung. Eine Scheibe Vollkornbrot ohne Belag

Mittags: Ein hartgekochtes Ei, ein Stück Käse und rohe Karotten, geraspelt und mit Zitronensaft angemacht

Abends: Ein Naturjoghurt, dazu Früchte nach Belieben

Tag 5

Morgens: Schwarzer Kaffee oder Tee ohne Zucker. Rohe Karotten, geraspelt und mit Zitronensaft angemacht

Mittags: Pochierter Fisch in Brühe, dazu zwei Tomaten mit Zitronensaft angemacht

Abends: Ein Steak ohne Öl gebraten, dazu grüner Salat nach Belieben

Tag 6

Morgens: Schwarzer Kaffee oder Tee, ohne Zucker. Wenn Sie mögen ist ein Schuss Milch in Ordnung. Eine Scheibe Vollkornbrot ohne Belag

Mittags: Gegrilltes Hähnchen nach Belieben

Abends: Zwei gekochte Eier, ungesalzen, dazu rohe oder gekochte Karotten nach Belieben

Tag 7

Morgens: Schwarzer Kaffee oder Tee, ohne Zucker. Wenn Sie mögen ist ein Schuss Milch in Ordnung.

Mittags: Ein Steak ohne Öl gebraten, Früchte nach Belieben

Abends: "Joker Dinner" Erlaubt ist alles, was Sie möchten. Allerdings in vernünftigen Mengen und ohne Alkohol

Abends können Sie sich noch einen Kräutertee machen und über den Tag verteilt sollten Sie ausreichend Wasser trinken

Tipps zum Joker Dinner

Am siebten Tag ist es dann endlich soweit. Sie haben sich konsequent ernährt und nun einen Joker verdient. Sie können essen, worauf Sie so richtig Lust haben. Vorspeise und Dessert dürfen Sie auch haben, nur den Alkohol sollten Sie weglassen.

Mein Rat ist, dass Sie sich vorher schon überlegen, was es geben soll. Was ist Ihr Leibgericht? Was tut Ihnen besonders gut? Vielleicht gehen Sie in Ihr Lieblingsrestaurant und bestellen ein leichtes Menü. Oder Sie lassen sich von Ihren Liebsten etwas Tolles zubereiten und essen gemeinsam am Tisch?

Nun ist der richtige Zeitpunkt, seine Mahlzeit wirklich zu genießen. Vielleicht lieben Sie ja Brot? Wie wäre es dann mit einer feinen mediterranen Brotzeit mit Antipasti und Oliven zum Abendessen? Was auch immer Sie besonders vermisst haben, hat jetzt seinen großen Auftritt.

Es geht beim Joker nicht darum, Fast Food zu holen und das nebenbei zu essen. Denken Sie an die Esskultur in Frankreich, wo diese Diät ja erfunden wurde. Dort isst man nicht im Gehen auf der Straße oder in der Métro. Man zelebriert seine Mahlzeiten, kommt zusammen, schafft soziale Verbindungen. Nehmen Sie den Joker zum Anlass, sich etwas wirklich Gutes zu tun. Das muss kein besonders teurer Restaurantbesuch sein, wenn Sie nicht möchten. Die einzige Voraussetzung ist, dass Sie es genießen. Seien Sie stolz auf sich, eine oder gar die zweite Woche sind geschafft. Nun können Sie den Grundstein für ein gesundes, figurfreundliches Verhältnis zu Ihrem Essen legen.

WAS SIE NOCH TUN KÖNNEN

Sie sind nun gut vorbereitet, haben sich klar gemacht, warum Sie abnehmen möchten, sogar eine Liste erstellt, haben das besondere Kleid, in das Sie endlich wieder passen möchten, aus dem Schrank geholt oder das Foto von vor ein paar Jahren am Strand aufgehängt?

Die Motivationen aus denen jede von uns abnehmen möchte sind so individuell wie wir. Und genau so ist jeder Alltag verschieden. Machen Sie sich klar, dass dies Ihr Körper und Ihr Leben ist und Sie nun alles in der Hand haben, um beides nach Ihren Wünschen zu formen.

Hier habe ich noch einige Tipps, die Ihnen die harte Diätphase etwas erleichtern:

Zuerst einmal ist es sehr wichtig, dass Sie viel trinken. 1,5 bis 3 Liter am Tag sollten es sein. Dabei ist Wasser und ungesüßter Tee erlaubt, der übrigens bei warmem Wetter auch köstlich und erfrischend schmeckt, wenn er aus dem Kühlschrank kommt. Zum Beispiel Salbei-, Pfefferminz-, Hagebuttentee sind eisgekühlt sehr lecker. Sie können mit Zitronensaft und Ingwer Ihr Wasser aromatisieren. Das schmeckt nicht nur gut, sondern hilft auch, die Fettverbrennung auf Trab zu bringen! Mir hilft es, eine große Flasche zu füllen und diese bei mir zu tragen. So schaffe ich am Vormittag 1,5 Liter. Später fülle ich sie dann noch einmal und trinke sie auch oftmals leer. Es gibt auch tolle Apps fürs Handy, die Sie erinnern genug zu trinken.

Morgens ist auch ein Schlückchen Milch im Kaffee erlaubt, und auch daraus können Sie sich einen Iced Latte zaubern. Hierzu brühen Sie frischen Espresso auf und gießen ihn über einen dicken Eiswürfel. Sie finden große Förmchen für 5 x 5 cm Eiswürfel online. Nun kommt Milch oder Mandelmilch dazu und fertig ist der kühle, diätfreundliche Genuss für den heißen Sommermorgen.

Ein Geheimtipp von mir: starten Sie den Tag gleich nach dem

Zähneputzen mit einem großen Glas stilles Wasser. Wenn Sie bisher gerne gefrühstückt haben, hilft das, nicht gleich so hungrig zu werden. Wenn Sie eher zur Mittagszeit der Hunger überkommt hilft es, Ihren Morgenkaffee etwas später zu trinken. Auch hier sollten Sie gleich am Morgen anfangen, viel zu trinken.

Wenn Sie zu wenig trinken, kann es sein, dass Sie Probleme mit der Verdauung bekommen. Hierbei hat es mit sehr geholfen, Flohsamenschalen einzusetzen. Flohsamen haben nichts mit den Tierchen zu tun, sondern wachsen an einer Pflanze. Die Samen und vor allem die Schalen haben eine enorme Quellfähigkeit. Man kann sie in der Drogerie kaufen und ganz wunderbar zur Darmreinigung und Entlastung des Stuhlgangs einsetzen. Dazu wird ein Esslöffel der Schalen in ein großes Glas Wasser eingerührt und einige Minuten stehen gelassen. Dieses Gemisch trinkt man dann und es entfaltet im Darm seine sanfte Wirkung, befreit ihn von Ablagerungen und hilft auch gegen Hunger. Gerade wenn Sie Flohsamenschalen anwenden, müssen Sie jedoch auf jeden Fall auf ausreichend Flüssigkeitszufuhr achten.

Sie sind angehalten Ihr Essen nicht zu salzen, da eine salzarme Ernährung den Körper von Wassereinlagerungen befreit und damit beim Abnehmen unterstützt. Aber völlig ungesalzene Speisen sind für die meisten Menschen ungewohnt. Besorgen Sie sich frische Kräuter, Pfeffer aus der Mühle, Chili und was immer Sie sonst noch im Gewürzregal anspricht. Nur kalorienarm sollte es sein und natürlich keine Würzmischungen mit Salz oder künstlichen Aromen. Damit machen Sie die Mahlzeiten um einiges besser und üben gleichzeitig für die Zeit nach der Diät, wie man ohne Geschmacksverstärker tolle Mahlzeiten zaubern kann. Die Salate dürfen Sie mit Zitronensaft, Balsamico- oder Apfelessig und Pfeffer sowie Kräutern zubereiten.

Wie oben schon im Vorbereitungsteil erwähnt, hilft es ungemein sich einige Notizen zu machen. Worauf haben Sie Heißhunger? Und wann? Dies können Sie nutzen, um ein schönes Joker Dinner zu planen und sich Gedanken zu machen wie Ihre Ernährung nach der Abnehmphase aussehen könnte. Hierzu finden Sie einen Fragebogen im Kapitel 5. Im Kapitel 6 gehe ich nochmals genauer darauf ein, wie Sie den ungeliebten Jo-Jo Effekt vermeiden können. Nutzen Sie die Zeit, um sich ein wenig besser kennen zu lernen. Und lernen Sie, sich abzulenken, wenn Sie großen Hunger haben oder gar Heißhunger auf ein besonderes Lebensmittel. Beispielsweise mit einem heißen Bad und einer Maniküre oder Sport.

Sportliche Aktivität ist in der Abnehmphase nicht unbedingt angeraten, denn Sie werden möglicherweise erstmal nicht allzu viel Energie haben oder sich zeitweise auch schlapp fühlen. Doch ein wenig Yoga zur Entspannung ist in jedem Fall eine gute Investition in Ihr Wohlbefinden. Auch lange und stramme Spaziergänge helfen sich frisch zu fühlen, zur Ruhe zu kommen und trotzdem etwas für die Figur zu tun. Strammes Gehen ist sehr gut zur Fettverbrennung geeignet und formt sanft den ganzen Körper. Vergessen Sie auch nicht, öfter mal die Treppe zu nehmen und versuchen Sie so viel Bewegung wie möglich zusätzlich in Ihren Alltag einzubauen. Solche neuen Gewohnheiten werden es Ihnen leichter machen, später die verlorenen Kilos nicht wieder zuzunehmen.

Gerade viele Frauen haben es besonders schwer, wenn sie Diät halten möchten, denn sie kochen oft für ihre ganze Familie. Und die macht nicht jede Ernährungsumstellung so gerne mit. Meiner Meinung nach ist die Thonon Diät sehr geeignet, um sie in den Familienalltag zu integrieren, egal ob die gemeinsame Mahlzeit bisher mittags oder abends stattfand. Jeden Tag gibt es zwei Mahlzeiten, die Sie für sich kochen und für Ihre Kinder oder Ihren Partner beliebig erweitern können. Machen Sie sich im Voraus ein paar Gedanken, was Sie kochen könnten, um einige der Mahlzeiten gemeinsam und harmonisch mit der ganzen Familie zu genießen. Der psychologische Effekt ist enorm, denn so wird für Sie die Diät nicht auch auf emotionaler Ebene mit Verzicht verbunden und Sie lernen, dass gesunde Ernährung nicht Ausgrenzung bedeutet, sondern sich leicht mit dem Familienleben vereinbaren lässt. Und auch für Ihre Kinder geht ein Lerneffekt damit einher, wenn Sie ein positives Bespiel sind. Da Kinder von Ihren Eltern sehr viel in Ihr eigenes Erwachsenenleben mitnehmen, vor allem was die unterbewusste Eistellung zum Essen (aber auch zur Partnerschaft, Sexualität, zum eigenen Körper und dem Leben allgemein) angeht, sollten Sie sich bewusst machen, wie sehr Ihre eigene fröhliche und lockere Grundhaltung Ihren Liebsten später mal helfen könnte.

Bedenken Sie, dass diese Diät für Kinder nicht geeignet ist! Da sie noch im Wachstum sind, brauchen sie ständig ausreichend Nährstoffe für ihren Körper und verkraften auch ein großes Kaloriendefizit nicht. Wenn sie ein Kind haben, das auch abnehmen soll, könnten Sie damit beginnen, während Ihrer eigenen Diät die Süßigkeiten zu reduzieren. Diäten bei Kindern gehören jedoch in professionelle Hände und sollten sehr genau mit einem Arzt oder Therapeuten abgesprochen werden.

Nichtsdestotrotz kommt Ihnen als Hausfrau die Rolle zu, neue Impulse für alle zu geben. Sie brauchen auch nicht dazusitzen und traurig zuzuschauen, während die anderen weiter Ungesundes schlemmen. Wenn Sie sich wünschen, dass sich die ganze Familie gesünder ernährt, ziehen Sie sie sanft aber bestimmt mit und machen Sie Ihnen schmackhaft, wie es anders gehen kann.

Beispielessen für die ganze Familie

Das eher karge Mahl von Tag 2, an dem es abends für Sie nur gekochten Schinken gibt, kann trotzdem ganz leicht für die ganze Familie zu einem gemeinsamen Abendbrot werden. Kaufen Sie gutes Vollkornbrot und Gurken, Tomaten, Radieschen und Käse dazu und schon werden auch die anderen satt.

An Tag 4 gibt es für Sie Naturjoghurt und Früchte. Für Ihre Kinder könnten Sie einen Milchreis zubereiten und ebenfalls frische Früchte dazu reichen, oder den Joghurt mit Obst und Nüssen, Haferflocken, gepufftem Amaranth und Zimt zu einem tollen Müsli ausbauen.

An Tag 5 gibt es zum Mittagessen pochierten Fisch und Tomaten für Sie. Sie können für die anderen Esser einen Tomatensalat zubereiten und ein wenig frisches Baguette mit einem Dip dazustellen und schon werden alle am Tisch zufrieden sein.

Die zwei gekochten Eier und Karotten von Tag 4 und 6, werden im Handumdrehen zu einem reichhaltigen Salat mit Oliven, Nüssen, grünen Bohnen, Sardellen und Salatherzen, über den sich auch der Partner freuen wird.

Weitere Anregungen finden Sie auch in Kapitel 6, bei dem Beispielplan für eine Woche Stabilisierungsphase.

EINKAUFSLISTE FÜR 7 TAGE

- 7 Eier
- Frischer Spinat
- Hackfleisch für Hamburger Pattys
- 3 Steaks
- zwei große Portionen gekochter Schinken
- Eine Portion Fisch
- Eine Portion Hähnchenfleisch
- Mehrere Salatköpfe
- Ein Staudensellerie
- Edamame (Sojabohnen)
- Reichlich Tomaten
- Reichlich Karotten
- 2 große Portionen Obst der Saison
- Eine Portion Käse
- Ein Naturjoghurt
- 3 Scheiben Vollkornbrot
- 2 Zitronen, Apfel- oder Balsamico Essig
- Frische oder getrocknete Kräuter und Gewürze
- Kräuter- oder Früchtetee
- Kaffee
- Milch oder Mandelmilch

DER VEGETARISCHE WOCHENPLAN

Auch als Vegetarier können Sie die Thonon Diät erfolgreich durchführen und zwar mit spektakulären Ergebnissen.

Ich gebe Ihnen nachfolgend einige Tipps und die abgewandelten Tagespläne mit auf den Weg. Denn auch fleischlos, dafür mit Hülsenfrüchten, Nüssen, Tofu- und Sojaprodukten, Avocados und viel Gemüse kann man sich ganz einfach proteinreich und kalorienarm ernähren.

Tag 1

Morgens: Schwarzer Kaffee oder Tee, ohne Zucker. Wenn Sie mögen ist ein Schuss Milch oder Mandelmilch in Ordnung.

Mittags: Zwei gekochte Eier, ungesalzen, dazu gedünsteten Spinat ohne Öl und ohne Salz zubereitet. Sie können so viel Spinat essen, wie Sie möchten.

Abends: Vegetarische Burger aus Linsen oder Bohnen, dazu reichlich grünen Salat mit Staudensellerie und Edamame.

Tag 2

Morgens: Schwarzer Kaffee oder Tee, ohne Zucker. Wenn Sie mögen ist ein Schuss Milch oder Mandelmilch in Ordnung.

Mittags: Salat, mit einer reifen Avocado und Tomaten, dazu Früchte nach Belieben

Abends: Eine große Portion körniger Frischkäse, mit Nüssen oder Kernen und Kräutern bestreut

Tag 3

Morgens: Schwarzer Kaffee oder Tee, ohne Zucker. Wenn Sie mögen ist ein Schuss Milch oder Mandelmilch in Ordnung. Eine Scheibe Vollkornbrot, ohne Belag

Mittags: Zwei gekochte Eier, ungesalzen, dazu Salat und Tomaten nach Belieben

Abends: Ein bunter Salat nach Belieben mit Edamame und Räuchertofu in Scheiben als Topping

Tag 4

Morgens: Schwarzer Kaffee oder Tee, ohne Zucker. Wenn Sie mögen ist ein Schuss Milch in Ordnung. Eine Scheibe Vollkornbrot, ohne Belag

Mittags: Ein hartgekochtes Ei, ein Stück Käse und rohe Karotten, geraspelt und mit Zitronensaft angemacht

Abends: Ein Naturjoghurt, dazu Früchte nach Belieben

Tag 5

Morgens: Schwarzer Kaffee oder Tee ohne Zucker. Rohe Karotten, geraspelt und mit Zitronensaft angemacht

Mittags: Eine große Avocado, zwei Tomaten mit frischen Kräutern und Nüssen oder Kernen bestreut

Abends: Ein bunter Salat mit frischen, in Streifen geschnittenen Champignons und Hülsenfrüchten Ihrer Wahl (beispielsweise eine Dose Kichererbsen, Kidneybohnen)

Tag 6

Morgens: Schwarzer Kaffee oder Tee, ohne Zucker. Wenn Sie mögen ist ein Schuss Milch in Ordnung. Eine Scheibe Vollkornbrot, ohne Belag

Mittags: ein Salat aus gekochten roten Linsen und Kräutern sowie Tomaten, Karotten und Paprika, mit Nüssen bestreut, ohne Öl zubereitet.

Abends: Zwei gekochte Eier, ungesalzen, dazu rohe oder gekochte Karotten nach Belieben

Tag 7

Morgens: Schwarzer Kaffee oder Tee, ohne Zucker. Wenn Sie mögen

ist ein Schuss Milch in Ordnung.
Mittags: Eine große Portion Magerquark mit Nüssen oder Sonnenblumenkernen bestreut, Früchte nach Belieben
Abends: "Joker Dinner" Erlaubt ist alles was Sie möchten. Allerdings in vernünftigen Mengen und ohne Alkohol

Auch hier gilt: etwas Milch oder Mandelmilch im Kaffee ist erlaubt. Den Salat dürfen Sie mit frischem Zitronensaft anmachen und alle anderen Speisen mit feinen Kräutern und Pfeffer würzen, jedoch nicht mit Salz

Wenn Sie hungrig sind, essen Sie so viel Salat und Gemüse zu den Mahlzeiten, wie Sie möchten. Es sind jedoch keine Zwischenmahlzeiten erlaubt. Abends können Sie sich noch einen Kräutertee machen und über den Tag verteilt sollten Sie ausreichend Wasser trinken.

EINKAUFSLISTE FÜR VEGETARIER FÜR 7 TAGE

- 7 Eier
- Hamburger Pattys aus Linsen oder Bohnen
- Eine Dose Hülsenfrüchte nach Belieben
- Eine Packung Räuchertofu, oder andere Sorte, die Sie pur mögen
- Rote Linsen
- 2 Avocados (reif an Tag 2 und an Tag 5)
- Frischer Spinat
- Mehrere Salatköpfe
- Ein Staudensellerie
- Edamame (Sojabohnen)
- Reichlich Tomaten
- Reichlich Karotten
- Paprika
- Champignons
- 2 große Portionen Obst der Saison
- Eine Portion Käse
- Ein körniger Frischkäse
- Ein Naturjoghurt
- Ein Magerquark
- 3 Scheiben Vollkornbrot
- Nüsse oder Salatkerne
- 2 Zitronen
- Apfel- oder Balsamico Essig
- Frische oder getrocknete Kräuter und Gewürze
- Kräuter- oder Früchtetee
- Kaffee
- Milch oder Mandelmilch

Die wichtigsten Lebensmittel

Sie starten morgens mit Kaffee und dürfen am Vormittag auch genügend davon trinken, wie Sie möchten. Entgegen althergebrachten Meinungen ist Kaffee in Maßen sogar gesundheitsfördernd. Das aufgebrühte Getränk enthält Mineralstoffe, Vitamine und Antioxidantien, die einen positiven Einfluss auf den menschlichen Organismus haben. Außerdem fördert das Getränk den Stoffwechsel. Sie wissen selbst am besten wie viele Tassen am Tag Ihnen guttun.

In Frankreich trinkt man nach einem größeren Abendessen gerne noch einen Espresso, doch für den Alltag achte ich persönlich darauf, nach 14 Uhr keinen Kaffee mehr zu trinken, da ich dann besser schlafen kann. Und guter Schlaf wird Sie während der Thonon Diät unterstützen. Tee hat eine ähnliche anregende Wirkung und hier möchte ich Ihnen vor allem grünen Tee ans Herz legen, der unzählige gesundheitsfördernde Eigenschaften hat, wenn man ihn regelmäßig trinkt. Schon morgens statt eines Kaffees entfaltet er seine abnehmfreundliche Wirkung. Vielleicht wollen Sie sich ja auch ein wenig mit der Teekultur beschäftigen? Die Ästhetik und Schönheit des Teetrinkens sind ein feines Hobby und noch dazu schmeckt jedes Getränk gleich viel besser, wenn es aus edlem Porzellan geschlürft werden kann. Teatime am

Nachmittag könnte in Zukunft einen kalorienreichen Snack ersetzen und Ihnen gleichzeitig wertvolle Momente der Entspannung schenken. Ein Schluck Milch schadet nicht, falls Sie absolut keinen schwarzen Kaffee oder Tee trinken mögen. Doch ohne Milch verstärken Sie die Wirkung der anregenden Getränke. Mandelmilch ist eine sehr gute Option, auch bei den meisten Unverträglichkeiten und bringt durch den hohen Vitamin E Gehalt Ihre Haut zum Strahlen.

Karotten sättigen lange, die rohen mehr die gekochten, ohne den Blutzuckerspiegel zu schnell in der Höhe zu treiben. Bekannterweise sind sie gut für die Augen, doch es gibt noch zahlreiche weitere positive Auswirkungen auf die Haut und das Immunsystem. Für uns ist ausschlaggebend, dass sie viele Ballaststoffe enthalten, die den Gang zur Toilette erleichtern und sowohl Verstopfung als auch Durchfall während der Diät vorbeugen.

Rotes Fleisch ist mittlerweile umstritten, jedoch gibt es auch Meinungen und Studien, die Steaks und andere Produkte vom Rind und Schwein als unbedenklich einstufen. Dies gilt sofern man keine gesundheitlichen Gegenanzeigen hat, wie hohen Blutdruck und Herz- oder Gefäßkrankheiten. Man sollte in Maßen konsumieren. Drei Mal pro Woche ist eine empfehlenswerte Menge. Während der Diät sind Steaks oder Hamburger (gemeint ist hier natürlich kein ganzer Hamburger mit Brötchen, Soße, Käse und Gurken, sondern nur das gehackte Fleisch als Patty) ein wichtiger Bestandteil. Das Eiweiß aus dem die Muskelfasern bestehen, die wir als Steaks kennen, ist besonders hochwertig. Zudem ist Rind- und Schweinefleisch fettärmer als viele denken und nährstoffreicher als Geflügel.

Ihr Körper wird mit Proteinen, Eisen, Zink und Selen sowie Vitamin A und B-Vitamine versorgt. Eisen wird vom Körper in dieser Zusammensetzung extrem gut aufgenommen und ist besonders für uns Frauen sehr wichtig. Viele Frauen haben heutzutage einen

Eisenmangel. Tatsächlich haben viele Menschen, nicht nur vegetarisch Lebende, sondern auch Fleischesser in der westlichen Gesellschaft nicht selten einen Mangel an Vitamin B12. Dieses Vitamin ist für das Nervensystem und auch viele andere lebenswichtige Vorgänge im Körper essenziell. Mein Rat wäre, dass Sie während der Diät darauf achten hochwertige tierische Produkte auszuwählen. Sie können die Hamburger leicht selbst herstellen, anstatt fertig gepresste zu kaufen. Dazu würzen sie das Hackfleisch nur mit getrockneten Kräutern und Pfeffer. Mediterrane Kräutermischungen oder Chili und Kurkuma oder Currypulver geben auch ein tolles Aroma. Unverarbeitete Produkte sind denen stets vorzuziehen, die eine lange Zutatenliste haben. Bestimmt haben Sie in Ihrer Nähe einen Metzger, der seine Produkte selbst verarbeitet oder einen Bauernhof mit Hausschlachtung. Die Qualität von solchen Fleischwaren ist um Längen besser.

Der gekochte Schinken, der an zwei Tagen pro Woche auf dem Speiseplan steht, hat ebenfalls sehr viel Protein und wenig Fett. Insgesamt haben wir hier unglaublich gute Nährwerte bei wenigen Kalorien. Kochschinken wird aus Schweinefleisch hergestellt, es spricht jedoch nichts dagegen, dass Sie zur Abwechslung auch magere Putenbrust als Aufschnitt essen.

Kommen wir zu einem anderen Star der Thonon Diät: den Eiern. Sie werden Sie gekocht verzehren, nicht gebraten, nicht als Omelette. Denn auf diese Weise sparen Sie Fett und Salz, das bei anderen Zubereitungsmethoden zugegeben werden müsste. Auch in Eiern steckt sehr viel B12, was sie ideal für die vegetarische Ernährung macht. Auch Vitamin D ist reichlich enthalten. Das Sonnenvitamin, dass die Stimmung hebt und auch hilft, Calcium aufzunehmen, ist damit ein wichtiger Bestandteil starker Knochen und Zähne. Vor allem morgens oder mittags ein Ei zu essen ist klug, da die Zusammensetzung der Nährstoffe das Gehirn ideal versorgt und Sie so fit für den Tag und leistungsfähiger macht. Außerdem machen sie lange satt und es wurde in Studien nachgewiesen, dass sie bei der Diät dafür sorgen, dass man über den Tag verteilt allgemein unbewusst weniger Kalorien zu sich nimmt.

Ich möchte noch ein Lebensmittel ansprechen, dass explizit nicht auf dem Speiseplan steht: Salz! Wie bei so vielem kommt es auf die Menge an. Es ist lebenswichtig für uns, dass wir genug Salz im Körper haben. Durch die chemische Beschaffenheit unseres Blutes reguliert das Salz in unserem Essen direkt, wie dickflüssig das Blut ist und wie gut es fließt. Und da das Blut dafür zuständig ist, dass jede einzelne Zelle genug Nährstoffe hat, indem es diese zu den Zellen transportiert, ist dies ein wichtiger Faktor. Ein zu viel ist definitiv schädlich, da so Bluthochdruck entsteht und in der Folge die Zivilisationskrankheiten und Gefäßschädigungen mit denen so viele Menschen zu kämpfen haben. Jeden Tag sollten es für einen Erwachsenen etwa 6 Gramm Salz sein. Machen Sie sich keine Sorgen, Sie werden durch das Weglassen von Salz während der Thonon Diät keine negativen Folgen haben. Im Gegenteil, da der starke Konsum von Speisesalz in der Bevölkerung so verbreitet ist, werden Sie positive Wirkungen verspüren. Durch den Überkonsum verursachte, überflüssige Wassereinlagerungen können so abgebaut werden und auch beim Loswerden von Bauchfett hilft es, wenn Sie den Salzstreuer zwei Wochen stehen lassen. Ein weiterer Vorteil ist, dass sich Ihre Geschmacksnerven regenerieren können. Was Ihnen vorher geschmeckt hat, mag danach viel zu salzig sein und das ist ein großartiger Effekt, denn er bringt Sie auf den Weg zu einem gesunden Salzkonsum.

Allgemein müssen Sie sich die Ernährung so vorstellen: je bessere, das meint hier Vitamine, Proteine und Mineralien enthaltende Nahrungsmittel Sie zu sich nehmen, desto besser wird der Körper versorgt. Der Körper muss gut versorgt werden, um erfolgreich abzunehmen.

Stellen Sie sich vor, Sie essen zum Frühstück ein Croissant, zum Mittagessen eine Portion Pommes mit Ketchup und abends eine Tüte Chips. Was haben Sie also zu sich genommen? Zucker aus dem weißen Mehl der Backwaren, der Kartoffelprodukte und der Soße. Viel Salz und Aromastoffe, die zwar keine Nährstoffe sind aber durchaus auf chemischer Ebene einiges mit dem Körper anstellen und im schlimmsten Fall hormonelle Wirkungen imitieren.

Stellen Sie sich nun vor, Sie essen stattdessen morgens eine Scheibe Vollkornbrot, mit körnigem Frischkäse, Gurke, gekochtem Ei und frischen Kräutern. Mittags gibt es Rosmarinkartoffeln mit Schale und einen Tomatensalat mit Feta. Zum Abendessen dann ein Steak und frischen bunten Salat. Was glauben Sie wohl, wie viele verschiedene Nährstoffe Sie daraus ziehen können? Und was glauben Sie, nach welchem Tag Sie am nächsten Morgen weniger Hunger haben, ganz abgesehen von guter Laune und einer erholsamen Nacht? Machen Sie sich klar, dass der Körper ständig dabei ist, Zellen neu zu bilden, die Haut zu erneuern, die Haare wachsen zu lassen und neues Blut zu bilden. Und wenn Sie ihm die einzelnen Bausteine dazu bereitstellen, wird er Sie im Gegenzug nicht quälen, um zu bekommen, was er braucht.

Das heißt, Sie werden weniger Hunger haben und schneller abnehmen. Sie brauchen nicht wissen, welches Lebensmittel exakt welche Wirkung hat und welche Nährstoffe genau darin stecken. Doch seien Sie sicher: die Wechselwirkungen sind komplex und weitreichend. Gute Ernährung hat eine Auswirkung auf die Figur, den Teint, die Laune, den sexuellen Appetit, die Leistungsfähigkeit und die gesamte Psyche.

Achten Sie einfach darauf bunte, frische Lebensmittel zu essen, wenn Sie mit der Diät fertig sind. Nicht zu viel von einer Sache und abwechslungsreich ist das Zaubermittel, um dauerhaft schlank zu bleiben. Ich gehe im übernächsten Kapitel nochmals genauer darauf ein, wie Sie die Stabilisierungsphase durchführen und gebe auch Tipps, wie Sie dauerhaft Ihre neu gewonnene Figur behalten können, ohne auf den Genuss zu verzichten. Im Gegenteil, Genuss ist ein wichtiges Konzept beim Projekt Traumfigur, denn nicht nur der Körper, auch die Seele wollen gut versorgt sein.

Wenn Sie viel Gewicht verlieren wollen

DAS GRUNDPRINZIP ERKLÄRT

Es gilt bei jedem Gewichtsverlust und auch bei der Methode aus Thonon: je mehr Übergewicht Sie haben, desto schneller nehmen Sie zu Anfang ab. Glücklicherweise hilft die Thonon Diät gerade auch vielen Frauen bei den letzten hartnäckigen 5 Kilos, die durch normale Ernährung einfach nicht weichen wollen. Doch was ist, wenn Sie mehr als die angestrebten 10 Kilo in 14 Tagen verlieren müssen, es bei Ihnen eher 15, 20 oder noch mehr sind?

Im Prinzip ist es recht einfach. Die 14 tägige Abnehmphase sollten Sie in keinem Fall verlängern, da eine längere starke Kalorienreduktion für den Körper sehr anstrengend ist. Zudem ist es wichtig, der Haut Zeit zu geben, sich zu regenerieren, damit sie später nicht hängt. Schreiben Sie auf, wie viel Sie abgenommen haben und machen Sie dann pro verlorenem Kilogramm Körpergewicht eine Woche lang gewissenhaft die Stabilisierungsphase, die ich im nächsten Kapitel beschreibe.

Wenn man unter sehr viel Übergewicht leidet, ist es oft nicht einfach, sich selbst anzunehmen und sich liebevoll zu behandeln. Doch lassen Sie mich Ihnen versichern, genau das wird Ihnen beim

Abnehmen helfen. Denn vor allem Motivation und Durchhaltevermögen, die zwei Hauptfaktoren für eine erfolgreiche Diät, hängen davon ab, wie Sie in Gedanken mit dem Thema umgehen. Und auch wenn Sie sich jetzt momentan noch nicht so recht sehen können, wie Sie in einem Bikini gertenschlank am Strand herumlaufen, versuchen Sie es trotzdem. Abnehmen ist Kopfsache sagt man oft. Dabei geht es um psychologische Mechanismen, die Sie für sich einsetzen sollten. Wenn Sie Druck und Versagensängste mit Lob und Zuversicht austauschen, sendet das Gehirn Botenstoffe in den ganzen Körper, die dann auf physiologischer Ebene den Erfolg der Diät direkt beeinflussen. Feiern Sie jeden kleinen Erfolg, anstatt sich zu ärgern, dass Sie nicht perfekt sind. Und versuchen Sie die Diät unemotional zu betrachten. Sie haben hier eine Anleitung mit der Sie es locker schaffen können. Schreiben Sie vor dem Start mal einige Wochen lang ganz genau auf, was Sie am Tag essen. Dann überlegen Sie, woher genau das Übergewicht kommt, um nach der Diät nicht dieselben Fehler zu machen.

Es kann auch sein, dass Sie mit sehr starkem Übergewicht die erste Woche einfach nicht durchhalten. Dies liegt dann nicht an Ihrem Mangel an Disziplin, sondern möglicherweise daran, dass Ihr Körper mit so wenigen Kalorien noch nicht zurechtkommen kann oder Ihr Magen viel größere Mengen gewöhnt ist. Wenn Sie spüren, dass Sie den Ernährungsplan nicht schaffen sollten und gleichzeitig wissen, dass Ihnen noch ein langer Weg bis zu einem gesunden BMI bevorsteht, rate Ich Ihnen jetzt, nicht aufzugeben. Gehen Sie diese Situation mit kühlem Kopf an: Sie können die Diät beim ersten Durchlauf anpassen und beispielweise ein reichhaltigeres Frühstück mit Vollkornbrot, Hüttenkäse, Ei und Putenbrust einplanen. Natürlich werden Sie dann möglicherweise langsamer abnehmen. Aber ist das nicht immer noch besser als nicht durchzuhalten und dann am Ende gar keine Diät zu machen. Wenn die ersten 10 Kilos und die Stabilisierungsphase geschafft sind, machen Sie beim zweiten Durchgang die Diät nach dem strengen Plan. Sie werden sehen, auch mit kleinen Schritten ist man schneller als alle, die aufgeben oder gar nicht erst loslegen.

WAS SIE NOCH TUN KÖNNEN

Körperliche Bewegung ist für jeden wichtig, es fördert die Durchblutung und hebt die Stimmung. Denken Sie sich etwas aus, das im Bereich des Möglichen für Sie liegt, auch mit einer geringen Kalorienzufuhr. Das kann zum Beispiel ein täglicher langer Spaziergang sein. Gehen ist überhaupt eine der gesündesten Aktivitäten. Nicht zu schnell und nicht zu langsam im Tempo, regt es die Fettverbrennung enorm an. In Japan ist Waldbaden, das langsame und genussvolle Spazieren im Wald ein neuer, sehr beliebter Trend. Die Verbindung von Natur und sanfter Bewegung sind die ideale Ergänzung zur Thonon Diät. Noch dazu ist es immer und überall möglich, man braucht nur passendes Schuhwerk.

Betrachten Sie das Abnehmen als ein längeres Projekt, bei dem es nicht auf die Zeit ankommt. Gestalten Sie vor allem die Stabilisierungsphase nicht zu kurz. Denn genau in dieser Zeit lernen Sie ein neues Essverhalten. Es kann sein, dass Ihr Gewicht auf diesem Weg immer mal wieder stagnieren wird. Doch es ist genauso gut möglich, dass Sie währenddessen weiter abnehmen. Und als Bonus werden Sie durch die schnellen Erfolge bei der Thonon Diät motiviert bleiben.

Wenn Sie bemerken, dass Ihnen das Durchhalten extrem schwerfällt und emotional negativ behaftet ist, denken Sie in alle Richtungen, um eine Lösung zu finden. Essstörungen zeigen sich nicht nur in der Form von Magersucht und extremem Untergewicht, sondern können auch mit Übergewicht einhergehen. Sich solche Gedanken zu machen kann sehr schmerzhaft sein. Doch wenn Sie den Verdacht haben, dass dies auf Sie zutrifft, holen Sie sich professionelle Hilfe. Das ist keine Schande und bringt Sie möglicherweise auf Ihrem Weg ein großes Stück voran.

Ich habe bereits angesprochen, dass man der Haut etwas Zeit geben sollte. Es gibt in der Apotheke spezielle Öle, die für Schwangerschaften gedacht sind. Diese sollen Dehnungsstreifen verhindern und dabei helfen, dass der Bauch danach wieder straff wird. Sie sind aber auch super für unsere Abnehmezwecke geeignet. Damit können Sie nach dem Duschen den Körper massieren, vor allem Bauch, Po, Busen und die inneren Oberarme. Abgesehen von einer strafferen Haut schaffen Sie so ein wohliges Körpergefühl, dass auch die Selbstakzeptanz fördert und somit auch auf psychischer Ebene hilft.

Und zuletzt habe ich noch folgenden Rat: Informieren Sie sich. Im Kapitel 7 „Hintergrundwissen“ habe ich die wichtigsten Begriffe zusammengefasst und erklärt. Damit bekommen Sie einen ersten Einblick in das Thema Ernährung und Sport. Es gibt tolle Bücher und Ressourcen im Internet, die Ihnen ein tieferes Verständnis liefern können.

Denn Wissen über die Vorgänge im Körper, Ernährungspsychologie und über Ihre spezielle Situation wird Sie ermächtigen. Sie werden besser verstehen, warum Sie nun beispielsweise Schokolade statt Apfelschnitzen essen möchten und dass dies nicht an einer Charakterschwäche liegt, sondern rein biologisch und ganz natürlich ist. Umso mehr Sie darüber lernen, desto besser haben Sie sich im Griff und desto bessere Entscheidungen werden Sie in der Lage sein zu treffen.

Die Stabilierungsphase

Glückwunsch, Sie haben es bis hierhin geschafft! Nun startet die zweite Phase der Thonon Diät, die ausschlaggebend für Ihren Erfolg ist. Wo die erste Phase maximal zwei Wochen dauern darf, haben Sie hier freie Hand. Sie können sich langsam wieder zu einer normalen und für Sie angenehmen Ernährung vorarbeiten, während Sie einem ausgewogenen Ernährungsplan folgen.

DER JO-JO EFFEKT UND WIE SIE IHN VERMEIDEN

Gesundes Abnehmen geht niemals schnell. Falls Sie sich in diesem Buch über diese Aussage wundern, machen Sie sich folgendes klar: **Ihr Ziel ist es, dauerhaft schlank zu bleiben.** Dazu kann diese Diät der Startschuss sein oder auch der schnelle Sprint zum Ziel - je nachdem, wie viel Gewicht Sie verlieren wollen. Und die schnelle, effektive Abnahme ist wunderbar motivierend. Jedes Kilo weniger macht selbstbewusst und glücklich! Doch nach der Abnehmphase von zwei Wochen kommt die wichtige Stabilisierungsphase. Denn Sie sollten wissen, um all Ihre Erfolge dann auch zu behalten oder gar auszubauen, müssen Sie sich noch lange selbst beobachten und auch einige Ihrer früheren Gewohnheiten ändern.

Wenn Sie nach der Abnahme weiterhin essen wie vorher, werden Sie bald wieder Ihre vorherige Figur zurückhaben. Dazu kommt, dass der Körper bei einer strengen Diät auch Muskelmasse abbaut. Das führt dazu, dass der Körper im Alltag und beim Sport weniger Fett verbrennt und so bei jedem Bissen schneller zunimmt. Darum ist schlank bleiben noch schwieriger als schlank werden. Statistisch kann nur ein geringer Anteil der Abnehmwilligen sein Gewicht danach auch halten, egal durch welche Methode man abgenommen hat.

Vielleicht kennen Sie es ja auch selbst? Sie haben alles gegeben, gehungert und die Zähne zusammengebissen, um die unschönen Speckrollen zu verlieren. Und als es dann geschafft war, hatten Sie das Gefühl: jetzt belohne ich mich! Jetzt genieße ich so richtig!

...und ehe Sie sich versahen, waren die Kilos wieder auf den Hüften? Oder sogar noch mehr?

Doch so muss es nicht sein. Die Thonon Diät ist so gestaltet, dass Sie in den ersten zwei Wochen schnell abnehmen. Doch danach sind Sie nicht so schnell vom Haken. Die nächste Phase, die auf Sie zukommt ist ebenfalls eine Herausforderung und verlangt Disziplin. Als Faustregel gilt: für jedes verlorene Kilo sollten Sie eine Woche der Stabilierungsphase einplanen. In dieser Zeit sind 1200 kcal am Tag erlaubt. Wer besonders hungrig ist kann durch gesunde Zwischenmahlzeiten auf bis zu 1500 kcal erhöhen

Es geht darum vernünftig und aufmerksam mit der neu gewonnenen Leichtigkeit umzugehen. Überlegen Sie sich folgendes: um eine neue Gewohnheit zu erlernen und einen guten Vorsatz zur alltäglichen Routine werden zu lassen, braucht das Gehirn circa einen Monat.

Und Sie haben schon zwei Wochen davon geschafft. Ihre Gründe vom Anfang und Ihre Notizen, Ihre eigenen Ideen, wie Sie sich ernähren wollen und was an Bewegung zu Ihnen passt, kommen jetzt zum Einsatz. Ihr Verhältnis zum Essen können Sie nun umkrempeln. Sie können stolz auf das sein, was Sie geschafft haben. Selbst wenn Sie nach den ersten zwei Wochen noch nicht am Ziel sind und noch mehr abnehmen möchten, haben Sie nun eine effektive Diät mit der Sie nach einer gewissen Pause wieder beginnen und so Ihr Wunschgewicht erreichen können.

Frankreich ist bekannt für sein gutes Essen. Und für seine schlanken Einwohnerinnen. Wie geht das? Nun, die Mahlzeiten haben einen anderen Stellenwert. Man isst nicht im Stehen in der U-Bahn. Man kocht frisch. Man isst zusammen mit der Familie und den Freunden. Man genießt ein Glas Wein. Würden Sie etwas so Wertvolles in 5 Minuten verschlingen?

Was ich damit sagen möchte ist, dass der Genuss, die Wertschätzung gegenüber Ihrem Körper und das achtsame Essen der Schlüssel sind, um dauerhaft schlank und glücklich zu sein.
Ihr Magen hat sich nun daran gewöhnt kleinere Mahlzeiten zu essen, also behalten Sie diese dringend bei. Vielleicht reicht Ihnen ja auch ein feiner Cappuccino zum Frühstück und es braucht kein Omelette und Müsli dazu? Oder Sie begnügen sich abends mit einem ganz leichten Imbiss? Überdenken Sie Ihre bisherigen Gewohnheiten und fragen Sie sich: wie bleibe ich schlank und bin trotzdem zufrieden.

Beginnen Sie wieder mit Sport, falls Sie ihn haben ausfallen lassen. Nie wieder kommt eine so gute Gelegenheit, denn Ihr Körper ist noch das alte Gewicht gewöhnt und Sie werden sich bei jeder Bewegung leichtfüßig und fit fühlen.

ERNÄHRUNGSPLAN DER STABILISIERUNGSPHASE

Morgens

Kaffee oder Tee, ohne Zucker, wenn Sie mögen mit etwas Milch oder Mandelmilch

Ein fettreduzierter Joghurt oder 100 Gramm körniger Frischkäse oder ein Glas fettarme Milch bzw. Mandelmilch

Eine Scheibe Vollkornbrot mit 10 Gramm Margarine

ein kleines Stück Obst, wenn möglich mit Schale oder ein Glas Fruchtsaft

Snack vormittags (optional)

100 Gramm körniger Frischkäse oder ein kleines Stück Obst, wenn möglich mit Schale

Kaffee oder Tee, ohne Zucker, wenn Sie mögen mit etwas Milch oder Mandelmilch

Mittags

100 bis 200 Gramm Salat mit einer Vinaigrette aus hochwertigem Öl zubereitet

100 bis 150 Gramm Fleisch oder Fisch, ohne Fett zubereitet oder zwei Eier

100 bis 200 Gramm Gemüse, abwechselnde Sorten

100 Gramm körniger Frischkäse

ein kleines Stück Obst, wenn möglich mit Schale

Snack nachmittags (optional)

Ein fettreduzierter Joghurt

Kaffee oder Tee, ohne Zucker, wenn Sie mögen mit etwas Milch oder Mandelmilch

Abends

Eine kleine Portion selbstgemachte Gemüsesuppe

Eine kleine Kartoffel

100 bis 150 Gramm Fleisch oder Fisch, ohne Fett zubereitet

100 bis 200 Gramm grünes Blattgemüse mit 10 Gramm hochwertigem Öl

Eine Scheibe Vollkornbrot

ein kleines Stück Obst, wenn möglich mit Schale

Abends (optional)

Ein Kräutertee

BEISPIELTAGE MIT 1200 KALORIEN

Nun kommt ein Wochenplan, in dem ich Ihnen zeige, wie ich den Plan der Stabilisierungsphase ausgelegt habe, sodass er meinem Geschmack entsprach und abwechslungsreich blieb. Sie müssen diese Phase der Diät eine Weile durchhalten, darum sollten die Mahlzeiten Ihnen schmecken und Sie zufrieden machen.

Ich habe jeden Tag unter ein bestimmtes Motto gestellt. So haben Sie das Gefühl, jeden Tag etwas Besonderes zu erleben und das steigert die Freude am Essen. Man vergisst sogar, dass man eigentlich auf Diät ist. Es steht Ihnen frei sich Ihren Alltag so schön zu machen, wie es nur geht. Wenn Sie eine bestimmte Landesküche lieben, italienisch zum Beispiel, dann können Sie das Motto auch gleich auf eine Woche ausweiten. Begnügen Sie sich nicht mit Pizza und Nudeln, sondern tauchen Sie tiefer in die Materie ein und recherchieren Sie, was für phantastische Gerichte das Land noch zu bieten hat. Das klingt doch eher wie Urlaub, statt Abnehmen, nicht wahr?

Wichtig ist, dass Sie frische Zutaten verwenden und keine Süßigkeiten naschen. Wenn Sie hungrig sind, können Sie die oben angegeben Zwischenmahlzeiten essen. Fleisch und Gemüse kann man prima in Mineralwasser zubereiten. An Salz sollten Sie weiterhin sparen und stattdessen wie vorher mit frischen Kräutern und anderen Gewürzen kochen.

BEISPIELWOCHE STABILISIERUNGSPHASE

Tag 1 - mediterran

Morgens: Cappuccino mit fettarmer Milch zubereitet und ohne Zucker, dazu eine Portion Joghurt mit Beeren und einem halben Apfel
Mittags: Salat mit einem Feta Käse, Rucola, Tomaten, Paprika, Apfel und schwarzen Oliven
Abends: Eine Minestrone mit allerlei Gemüse der Saison, Kartoffeln und weißen Bohnen

Tag 2 - exotisch

Morgens: eine Orange, dazu warme Mandelmilch mit Ingwer-, Kurkuma- und Zimtpulver zubereitet.
Mittags: Asia Pfanne mit Garnelen, buntem Gemüse der Saison, Bambussprossen und Mango
Abends: Curry mit Putenbrust, Süßkartoffel und Spinat

Tag 3 – schnell und einfach

Morgens: schwarzer Kaffee, ohne Zucker, dazu eine Scheibe Vollkornbrot mit Hüttenkäse und reifem Obst (Birne oder Pfirsich schmecken besonders gut)
Mittags: eine Portion Vollkornnudeln mit rotem Pesto, Hähnchenbrust, gedünsteten Brokkoliröschen und gerösteten Pinienkernen
Abends: gebratener Lachs und dazu ein bunter Salat mit Joghurtdressing

Tag 4 – heimatlich

Morgens: ein grüner Tee, dazu ein selbstgemachtes Müsli mit Haferflocken, Walnüssen, gepufftem Amaranth und Sonnenblumenkernen. Dies können sie mit 110 Gramm Joghurt, Quark oder Milch essen und dazu ein Stück Obst der Saison

Mittags: zwei kleine Paprika, gefüllt mit Rinderhack und ein paar Hobeln Parmesan überbacken, dazu ein Salat

Abends: eine Scheibe Vollkornbrot mit körnigem Frischkäse, dazu ein kleiner Obstsalat

Tag 5 – italienisch

Morgens: Cappuccino mit fettarmer Milch zubereitet und ohne Zucker, dazu ein Vollkornbrot mit Pesto und frischem Gemüse

Mittags: Salat Caprese aus Tomaten und Büffelmozzarella

Abends: Lasagne mit Vollkornteigplatten zubereitet, dazu einen leichten Salat

Tag 6 – gutbürgerlich

Morgens: schwarzer Kaffee, ohne Zucker, dazu eine Scheibe Vollkornbrot mit Putenbrust und Gurke

Mittags: Matjesfilets mit etwas Vollkornbrot und Salat

Abends: Gulasch mit reichlich Paprika und Kartoffeln als Beilage, dazu Gurkensalat

Tag 7 – französisch

Morgens: Café au lait, dazu ein wenig Joghurt mit einem Stück Obst

Mittags: ein Vollkornbaguette belegt mit Tomaten, Camembert und Salat

Abends: cremige Gemüsesuppe, ein grüner Salat mit Steak, Obstsalat

10 TIPPS, MIT DENEN SIE DAUERHAFT SCHLANK BLEIBEN

1. Essen Sie vor allem frische Lebensmittel. Obst und Gemüse können Sie wunderbar in Stücke schneiden und im Kühlschrank aufbewahren. Wenn der Apfel schon mundgerecht fertig ist, greift man viel eher zu!

2. Klar, niemand wird glücklich mit Salat alleine. Sind Sie eher ein Schleckermaul? Oder lieben Sie salzige Snacks? Lernen Sie, Ihre liebsten Mahlzeiten kaloriensparend zuzubereiten. Es gibt zum Beispiel herrliche Rohkosttorten, die zwar nicht gerade fettarm sind, dafür aber ganz einfach aus frischesten Zutaten hergestellt und sehr gesund sind. Wenn Sie sich selbst kennen und wissen, wann Sie verzichten können und wann Sie vielleicht doch eine kleine Sünde brauchen, zum Beispiel während der Periode, können Sie diese gut einplanen und ohne schlechtes Gewissen genießen.

3. Kaufen Sie niemals hungrig ein. Überlegen Sie sich einen losen Wochenplan und schreiben Sie dann einen Einkaufszettel. Falls es eine süße oder salzige Ausnahme geben soll, planen Sie diese in Ihrer Kalorienbilanz ein und schreiben Sie sie ebenfalls auf den Einkaufszettel. Dann kaufen Sie konsequent danach ein. Denn was man nicht im Haus hat, wird auch nicht gegessen.

4. Essen Sie sich satt an Salat, Gemüse, Obst, hochwertigen Fetten und guten Proteinen, wie Lachs, Nüssen, Beeren, Brokkoli, Spinat und Sprossen. Bei Kohlenhydraten setzen Sie auf Vollkorn. So bleibt weniger Platz für Ungesundes.

5. Jeden Tag konsequent etwas Bewegung zu betreiben ist unerlässlich. Nach der Abnahme fühlten Sie sich doch gleich fitter und leichter? Nutzen Sie die neu gewonnene Energie! Bewegung ist nicht nur gut für die Figur, sondern vor allem eine Investition in Ihre Gesundheit. Es gibt für jeden Menschen einen Sport, der ihm Freude macht, von Yoga, über 7 Minuten-Workouts auf YouTube bis Unterwasserrugby.

6. Bauen Sie noch mehr Bewegung in den Alltag ein. 10.000 Schritte sollte jeder von uns täglich gehen. Und das zusätzlich zum Sport. Treppen statt Aufzug, Fahrrad statt Auto, Fußweg statt Straßenbahn heißt das neue Motto!

7. Während der Abnehmphase haben Sie übrigens intermittierendes Fasten schon geübt, denn es gab morgens ja höchstens ein sehr kleines Frühstück. Versuchen Sie doch, das Frühstück weiterhin ausfallen zu lassen, oder sich mit einem leckeren heißen Kaffee zufrieden zu geben. Und falls Sie morgens etwas mehr brauchen, aber oft Heißhunger auf Süßes haben, ist ein guter Trick morgens nichts Süßes zu essen, auch kein Obst. So wird der Heißhunger gar nicht erst aufkommen.

8. Behalten Sie es bei, Ihre Lebensmittel mit Mineralwasser statt Öl zu braten und beim Kochen Brühe statt Fett zu verwenden. Das spart Kalorien und gibt trotzdem einen tollen Geschmack.

9. Schlafen Sie genug. 8 Stunden sollten es jede Nacht sein.

10. Machen Sie sich klar, dass Sie von nun an auf Ihre Ernährung achten und dass Sie diese auf Ihr Leben zuschneidern müssen. Gehen

Sie abends geschäftlich oft essen oder haben Sie morgens wegen der Kinderschar wenig Zeit? Finden Sie eine neue Routine, die zu Ihrem Tagesablauf passt und die sie auch durchhalten können. Genuss und Verzicht sind hierbei gleichermaßen wichtig.

Hintergrundwissen zum schnellen Abnehmen

Kalorien, Proteine und Stoffwechsel…
Was ist das alles eigentlich, haben Sie sich beim Lesen gefragt? Hier werden noch einmal kurz die wichtigsten Begriffe und Zusammenhänge erklärt.

Der Stoffwechsel, auch Metabolismus genannt, ist die Grundlage aller lebenswichtigen Vorgänge im Körper. Ständig werden in den Zellen die zugeführten Stoffe in andere, für den Körper verwertbare Einzelteile umgewandelt, beispielsweise wird aus kleinen Zuckermolekülen Energie, die den ganzen Körper antreibt.

Der Stoffwechsel ist nicht dasselbe wie die Verdauung, die ja ausschließlich im Magen und im Darm abläuft. Dort werden die Speisen und Getränke erstmal chemisch aufgespalten und gelangen so in den Kreislauf des Körpers. Darum sind eine gute Magen- und Darmfunktion sehr wichtig und bei Störungen kann es schnell zu Übergewicht und anderen Krankheiten kommen.

Die aufgespaltenen und zerkleinerten Teile gelangen dann über den Darm ins Blut. Hier geht der Stoffwechsel sozusagen los. Das Blut transportiert Kohlenhydrate, Fette und Eiweiße dann in ihrer verwendbaren Form in jede Zelle des Körpers. Alles was im Körper passiert, vom Wachsen des Babys im Mutterleib, über das Wachstum vom Kind zum Erwachsenen und die Erneuerung der Haut, das Wachsen der Haare, die Funktionen des Gehirns bis zu sportlichen Höchstleistungen, alles wird aus den kleinen Bausteinen hergestellt, die wir durch unsere Nahrung zuführen oder die der Körper sich daraus zusammenbaut. Bis sich fast alle Zellen Ihres Körpers komplett erneuert haben dauert es von heute an ungefähr sieben bis zehn Jahre. Was so wunderlich klingt, ist jedoch keine Freikarte zur ungesunden Lebensweise. Ausgerechnet die Zellen von Herz, Gehirn und Rückenmark bleiben teilweise ein Leben lang unverändert.

Doch zurück zur Nahrung. Fette sind schnell zu identifizieren. Butter, Öle, Avocados, Nüsse und leider auch viele der schmackhaftesten Nahrungsmittel wie Gebäck, Kuchen, Pizza und Pommes zählen dazu oder enthalten zumindest große Mengen. Fett ist ein Geschmacksträger, damit wird das Essen so lecker. Es enthält von den drei großen Nahrungsmittelgruppen die meisten Kalorien. Doch nicht alles daran ist schlecht, denn es gibt einige wichtige Vitamine (A, D, E und K) die fettlöslich sind, außerdem braucht man einige Arten von Fetten unbedingt zur Bildung lebenswichtiger Substanzen im Blut und in den Zellen. Vereinfacht können Sie sich merken: ungesättigte Fette aus pflanzlichen Quellen und Fisch sind die wertvollsten, gesättigte Fette aus tierischen Quellen und Milchprodukten sind auch in Ordnung, wenn Sie es nicht übertreiben. Trans-Fette aus stark verarbeiteten Lebensmitteln, wie Margarine und Chips sollten Sie nur selten zu sich nehmen. Ein Übermaß an Nahrungsenergie wird vom Körper umgewandelt und in den Fettzellen gespeichert. Das ist wunderbar für unser Überleben in der Wildnis, nicht so wunderbar allerdings für unsere Silhouette in der Zivilisation. Die ketogene Ernährung, die einiges mit der Thonon Diät gemeinsam hat, macht sich zunutze, dass der Körper auch direkt aus Fettmolekülen Energie ziehen kann, anstatt auf Kohlenhydrate zu setzen. Doch dazu später mehr.

Proteine werden auch als Bausteine unseres Lebens bezeichnet. Die Zellen, Gewebe, das Blut Hormone und andere wichtige Botenstoffe im Körper bestehen aus Proteinen. Vereinfacht gesagt sind es Eiweiße, wie das klare Eiweiß im Hühnerei. Einige Komponenten der verschiedenen Eiweiße kann der Körper nicht selbst herstellen. Diese heißen, Sie haben es eventuell schon einmal gehört, essentielle Aminosäuren. Aminosäuren sind die Bausteine aus denen die Eiweiße bestehen. Bei sehr stark kalorienreduzierter Ernährung kann es passieren, dass der Körper nicht nur Fettgewebe, sondern auch Muskelmasse abbaut, die ja aus Eiweißen besteht. Deshalb sollten Sie bei der Thonon Diät immer darauf achten, die eingeplanten Mahlzeiten auch zu sich zu nehmen und die Proteine nicht auszulassen. Proteinlieferanten kennen Sie ja schon, Muskelfleisch von Tieren, Eier, Milchprodukte aber auch pflanzlich Lieferanten, hier vor allem Tofu, Seitan, Sojaprodukte, Hülsenfrüchte.

Die dritte und letzte Gruppe der großen Nahrungsmittelbestandteile sind die Kohlenhydrate. Sie bestehen aus verschieden chemischen Formen von Zucker und sind, anders als Proteine nicht die Bausteine von Muskelmasse, sondern ihr Treibstoff. Kohlenhydrate liefern halb so viel Energie wie Fette, doch machen den größten Anteil in unseren Lebensmitteln aus. Zucker ist nicht gleich Zucker und nicht alle Lebensmittel, die viele Kohlenhydrate enthalten, schmecken süß. Es gibt verschieden Formen von Zucker, doch diese werden durch die Verdauung alle zu der von unseren Körpern verwertbaren Form umgewandelt, nämlich der Glukose, auch genannt Traubenzucker. Diese geht dann ins Blut über und man kann messen, wie stark die Menge nach der Mahlzeit ansteigt. Dies heißt Blutzuckerspiegel und ist vor allem bei

Diabetes Erkrankten ein elementarer Faktor.

Sie können sich merken, dass Süßigkeiten und stark verarbeitete Getreideprodukte den Blutzucker am schnellsten ansteigen lassen. Naturbelassene, hochwertige Nahrungsmittel wie Vollkornprodukte, Kartoffeln, aber auch Karotten dagegen langsam. Auch Obst und einige stärkehaltige Gemüse enthalten Kohlenhydrate. Ein langsamer Anstieg ist wünschenswert, da dies auch einen langsamen Abfall des Blutzuckerspiegels bedeutet. Sie werden nach einer solchen Mahlzeit mit Vollkornbrot oder Hülsenfrüchten beispielsweise nicht das Problem haben, dass Ihre Energie nach einer Weile wieder verschwunden ist und Sie wieder hungrig und zittrig sind. Überflüssige Kohlenhydrate werden zuerst gespeichert, darum lassen wir sie bei der Thonon Diät weitestgehend weg. Reserven hat man als Abnehmwilliger ja genug. Gerade das Naschen von Süßem ergibt für Sie vielleicht nun ein wenig mehr Sinn. Denn der einfach zu verwertende Zucker, oft gemischt mit Fett als Geschmacksträger, gelangt sehr schnell ins Blut. Wir fühlen uns dadurch fitter, stärker oder einfach nur ein bisschen besser. Selbstverständlich lieben wir dieses Gefühl, denn es ist tatsächlich so, dass wir in diesem Moment mehr Kraft haben und noch ein bisschen weiter machen können. Übrigens nicht nur mit körperlicher Aktivität, sondern auch mit geistiger. Denn auch das Gehirn verbraucht Energie und liebt schnell zu verwertende Kohlenhydrate. Das Problem dabei ist, dass diese schnell verbrannt ist und wir danach mehr wollen. Und wenn wir nur von diesen schnellen Hochs leben, spüren wir nicht mehr wirklich, wann es genug ist und wann wir zu viel zuführen und damit unsere Figur ruinieren.

Der Körper braucht rund um die Uhr Energie, nicht nur wenn wir einen Sprint hinlegen. Auch im Schlaf, für den Herzschlag, den Stoffwechseln, die Gehirnfunktion und um Körperwärme zu produzieren. Mit dem Begriff „Grundumsatz“ ist gemeint, wie viele Kalorien ein

Mensch in Ruhe, also ohne Bewegung und Denkarbeit verbraucht, um am Leben zu sein. Dieser Wert schwankt von Person zu Person, doch man kann dazu beitragen, dass er sich erhöht. Fettgewebe verbraucht im Ruhezustand viel weniger Kalorien als Muskelmasse. Und darum hat Sport, vor allem Kraftsport, so einen Einfluss auf die Figur. Schon lange nachdem Sie zum Beispiel von der Joggingrunde wieder zuhause sind, bleibt der Nachbrenneffekt. Viele Menschen überschätzen jedoch, wie viele Kalorien ihr Sport verbrennt und essen dann viel mehr, als Sie durch die körperliche Aktivität wett machen könnten. Für eine durchschnittliche Pizza müssten sie beispielsweise knapp zwei Stunden joggen gehen.

Kommen wir nun zu den Kalorien bzw. Kilokalorien. Dieser Begriff fliegt uns andauernd um die Ohren, wenn wir uns mit Ernährung beschäftigen. Doch was ist das eigentlich? Eine Kalorie ist kein Bestandteil des Essens, sondern bezeichnet die Menge an Energie, die ein bestimmtes Nahrungsmittel freisetzen kann. Genauer gesagt ist es die Menge an Wärme, die notwendig ist, um ein Gramm Wasser um ein Grad Celsius aufzuheizen. Auf den Verpackungen unserer Lebensmittel ist der Energiewert als kcal abgekürzt und seit 2010 ebenfalls in Kilojoule, einer Einheit, die physikalisch genauer berechnet werden kann, angegeben. Eine Kilokalorie entspricht 4,18 Kilojoule. Umgangssprachlich reden wir aber noch immer von Kalorien, wenn wir den Brennwert unserer Lebensmittel benennen wollen. Ohne dem Körper Kalorien zuzuführen, könnte ein normalgewichtiger Mensch nur ca. zwei Monate überleben. Jeder Mensch braucht im Durchschnitt 2000 bis 3000 Kalorien am Tag, wenn er nicht abnehmen möchte. Dieser Bedarf errechnet sich aus dem Grundumsatz und der Energie, die für die täglichen Aktivitäten benötigt werden. Im Internet finden Sie Kalorien-Rechner, die Ihren persönlichen Bedarf ermitteln. Wenn man ausnahmsweise einmal mehr Kalorien zu sich nimmt als man braucht, ist dies nicht besonders problematisch und Sie brauchen davor keine Angst zu haben. Von einem Stück Schokolade wird man nicht dick. Ein Stück Schokolade jeden Tag ist dann möglicherweise schon wieder etwas ganz anderes.

Ein grundlegender Kalorienüberschuss muss nach der Diät auf jeden Fall vermieden werden, um nicht wieder zuzunehmen. Um es noch einmal anders auszudrücken: ausschließlich, wenn Sie durch Ihre Nahrung weniger Energie zuführen als Sie brauchen, nehmen Sie ab. Wenn Sie nicht abnehmen, dann ist dieser Umstand noch nicht eingetreten. Das ist simple Mathematik und es funktioniert genauso andersherum. Wenn Sie zunehmen, geben Sie Ihrem Körper mehr Nahrung als er braucht, um die lebenswichtigen Funktionen am Laufen zu halten, Ihnen Ihre körperliche Aktivität und Ihre Denkarbeit zu ermöglichen und zu schlafen. Ein Denkfehler, den viele Übergewichtige gerne machen, ist zu glauben, dass nur weil etwas gesund ist, es nicht auf den Hüften landet. Die Nährstoffzusammensetzung ist für den Abnehmerfolg unerheblich. Egal, ob Chips oder Avocado, ob Eiscreme oder Obst. Wenn es nicht benötigt wird, um sofort in Energie verwandelt zu werden, wird es als Fettpolster gespeichert. Auch Ihr Hungergefühl ist nicht wirklich der beste Berater, den Sie haben. Denn wenn man übergewichtig ist, hat man lange Zeit mehr gegessen als man eigentlich braucht. Dadurch hat sich der Magen geweitet, hat sich an die Portionen gewöhnt und verlangt sie weiterhin.

Deswegen ist die Thonon Diät so einfach, wie effektiv. All Ihre Gewohnheiten erfahren zwei Wochen lang einen Neustart und danach haben Sie ein definitives Kalorienziel, dass Sie nicht überschreiten dürfen und dass Sie anleitet auf dem Weg zu neuen Essgewohnheiten.

LOW CARB, KETOGEN UND MEHR

Sie haben während der Thonon Diät keine Kuchen, keine Pasta, kein Müsli, keine Bonbons und auch kaum Brot gesehen. Der Grund ist, dass eine kohlenhydratarme Ernährung bei vielen Menschen sehr schnell zu Gewichtsverlust führt. Zum einen lassen wir so automatisch die ungesunden Bestandteile weg. Zum anderen werden, wenn wir alle drei Nährstoffgruppen durcheinander zu uns nehmen, zuerst die Kohlenhydrate verwertet, die die am schnellsten verwertbare Energie liefern. Dieses Prinzip hat die Thonon Diät mit dem beliebten Ernährungstrend Low Carb gemeinsam.

Low Carb bedeutet zu Deutsch: niedrige Kohlenhydratzufuhr. im Englischen heißen Kohlenhydrate carbohydrates. Die Grundidee der Low Carb Ernährung ist, dass wenn keine Kohlenhydrate zugeführt werden, der Körper eher an die Fettreserven muss, um sich seine Energie zu beschaffen. Auch bei Diabetespatienten hat sich diese Form der Ernährung sehr oft als vorteilhaft erwiesen. Patienten nehmen oft auch schneller ab, als durch eine fettreduzierte Diät. Ein weiterer sehr spannender Punkt ist, dass sich die Zusammensetzung des Körpers ändert. Menschen, die sich kohlenhydratarm aber dafür fett- und proteinreich ernähren, haben in der Regel weniger Körperfett und mehr Muskelmasse, wie in verschiedenen Studien nachgewiesen wurde.

Darum ist Low Carb auch die Lieblingsdiät von Gewichthebern und Sportlern. Denken Sie an den Abschnitt über die drei großen Nährstoffkomponenten unseres Essens. Ich habe erwähnt, dass der Körper sich selbst immer wieder erneuert und aus der zugeführten Nahrung die kleinsten Bestandteile unseres Innenlebens baut. Wenn er nun besonders viele Proteine als Material für Muskeln zur Verfügung hat, wird er auch viel Muskelgewebe aufbauen. Bekommt er nur wenig davon, nutzt er diese zuerst mal für wichtigeres, wie zum Beispiel die

Antikörper der Immunsystems. Somit ist die Menge, die wir essen der bestimmende Faktor unseres Gewichts. Was wir essen bestimmt, wie wir dabei aussehen.

Wie genau funktioniert Low Carb nun? Vor allem abends sind Kohlenhydrate strikt verboten, um die nächtliche Fettverbrennung nicht zu blockieren. Hierbei muss man jedoch zufügen, dass eine Low Carb Diät nur sehr selten eine No Carb Diät ist. In Obst und verschiedenem Gemüse sind Kohlenhydrate enthalten. Es bleibt den Anwendern selbst überlassen, wie streng man sein möchte. Eine milde Form startet beim Verzicht auf weißes Mehl und raffinierten Zucker, wobei Vollkorn und natürliche Süßungsmittel in Maßen erlaubt sind. Andere bereiten nur das Abendessen ohne kohlenhydrathaltige Lebensmittel zu und erzielen damit sehr gute Abnehmerfolge.

Viele Menschen, die durch diese Methode abgenommen haben, bleiben auch bei einer kohlenhydratarmen Ernährung, denn es werden alle lebenswichtigen Nährstoffe zugeführt. Darum eignet sich Low Carb auch gut als langfristiges Ernährungskonzept, wenn Sie mögen. Der einzige Punkt ist jedoch, dass man durch den Verzicht auf Vollkornprodukte schnell zu wenig Ballaststoffe zu sich nimmt, was für den Stuhlgang nicht gerade förderlich ist. Man kann sich auch auf diese Weise ernähren, ohne notwendigerweise abzunehmen, denn ob Sie Ihre Kalorien in Kohlenhydraten oder Fetten zu sich nehmen, einem Überschuss an Nahrung werden Sie unweigerlich auf der Waage ins Auge blicken, wenn das Gewicht hochklettert. Wir haben hier also eher ein Ernährungskonzept, das sich jedoch auch sehr gut als Diät eignet.

Die strengste Form der Kohlenhydratreduzierung ist die ketogene Diät. Ketogen ist eine Steigerung von Low Carb. Nicht nur Backwaren, Pasta, Zucker und Kartoffeln sind bei der ketogenen Ernährung verboten, sondern auch viele Obst- und Gemüsesorten, Hülsenfrüchte und Milch. Stattdessen setzt das Konzept auf Fleisch, Wurst, Fisch, Avocados, Nüsse und Öle. Es geht also darum, überhaupt keine Kohlenhydrate zu sich zu nehmen, sondern ausschließlich Fette und Eiweiße. Durch den völligen Mangel an Kohlenhydraten beginnt die Leber nach einigen Tagen, nachdem die Glukosespeicher leer sind, dann stattdessen Fett umzuwandeln.

Die Fette werden in wasserlösliche Ketogene oder Ketonkörper aufgespalten, die dem Körper als Energielieferant dienen. Der Stoffwechsel wird komplett umgestellt, so als fahre man sein Auto mit einem ganz anderen Treibstoff oder heize sein Haus nun mit einer Ölheizung, statt eines Holzkamins. Ketose wird dieser Zustand genannt. Wegen dieser Umstellung ist bei der ketogenen Diät Disziplin von essentieller Bedeutung. Wenn man sich dann doch ein Stück Kuchen gönnen würde, brächte man den Stoffwechsel wieder extrem durcheinander. Die Vorteile sind, dass Proteine sehr lange sättigen und nach den Mahlzeiten keine großen Schwankungen des Blutzuckerspiegels zu erwarten sind. Es wird sehr viel pflanzliches und tierisches Fett gegessen, welches ja als Energielieferant dient.

Allen drei Konzepten gemein ist, dass sie nicht gerade fettarm sind und das Augenmerk auf Proteine legen. Außerdem sind reichlich kalorienarmes Gemüse erlaubt und erwünscht.

Der Unterschied zwischen der Kohlenhydratreduzierung und der Thonon Diät ist, dass die restriktive Kalorienreduktion der Thonon Diät zeitlich begrenzt ist. Bei Keto und Low Carb hat man es auf eine langsame Gewichtsabnahme abgesehen und berechnet vorher seinen Kalorienbedarf mit einem Defizit. Man sollte sich auch darauf einstellen, dass man hier länger braucht, um sein Wunschgewicht zu erreichen und auch nach der Diät eine gewisse Umstellung beibehalten werden muss.

Wenn Sie durch ketogene Ernährung abgenommen haben, ist es

für Ihren gesamten Stoffwechseln sehr belastend, wenn Sie danach wieder anfangen sich Süßigkeiten in großen Mengen zu erlauben. Die Thonon Diät kann dagegen in der Stabiliserungsphase viel individueller gestaltet werden. Sie dürfen sogar während der Abnehmphase hin und wieder Brot und zweimal ein Dessert essen, was der Verdauung, respektive der Motivation enorm guttut. Und auch wenn Sie mittlerweile wissen, dass man von seinen alten Lasten befreien muss, wenn man sein neues Gewicht halten will, haben Sie mit der Thonon Diät die Freiheit, dass kein Lebensmittel grundlegend verboten bleibt. Am Ende können Sie Ihr Leben gestalten, wie es für Sie richtig ist und Ihre Ernährung Ihren Vorlieben anpassen.

Fett ist nicht gleich Fett – Was Sie schon immer über Fette wissen sollten

In diesem Kapitel bekommen Sie grundlegende Informationen über Fette in der Ernährung. Ich erkläre Ihnen, wie Sie verschiedene Fette unterscheiden können und welchen (positiven oder negativen) Einfluss sie jeweils auf Ihren Körper haben. Sie werden erfahren, warum gesunde Fette so wichtig für Sie sind und was Sie Ihrem Körper mit ungesunden Fetten zumuten. Ich hoffe, dass ich Sie mit diesen Informationen die weit verbreitete Angst vor dem Konsum von Fett nehmen kann und Sie eine bessere Einstellung dazu bekommen. Am Ende dieses Kapitels werden Sie wissen, welche Fette Sie in Zukunft verwenden sollten und aus welchen Lebensmitteln Sie sie jeweils bekommen.

FETT: EIN NATÜRLICHER BESTANDTEIL UNSERER NAHRUNG

Fett war lange Zeit ein Wort, das in der Ernährung einen extrem schlechten Ruf hatte. Wer sich gesund ernähren und auf eine schlanke Linie achten wollte, hat möglichst auf Fett verzichtet. Und dabei wurde nicht zwischen verschiedenen Fettarten unterschieden, sondern man dachte, Fett sollte generell möglichst wenig oder überhaupt nicht gegessen werden. Heute weiß man, dass diese Einstellung sogar schädlich für die Gesundheit sein kann. Unser Körper braucht sehr wohl Fett als natürlichen Bestandteil der Nahrung. Allerdings sollte man sehr gewissenhaft zwischen den Fettarten unterschieden und sich die richtigen Fette heraussuchen.

Wir Menschen haben schon immer Fett gegessen. Als Bestandteil von Fleisch, Rohmilch und verschiedenen Gemüsen und Früchten. Ja, tatsächlich beinhaltet sogar Gemüse einen kleinen Anteil Fett. Und sobald wir begonnen haben, unsere Nahrung zu kochen und zu braten, haben wir Fette als Hilfsmittel für die Zubereitung entdeckt. In Zeiten, als unsere Gesellschaft noch nicht im Wohlstand gelebt hat, war Fett sehr wichtig und kostbar in der Ernährung, denn es hat schnell Energie geliefert und dazu geführt, dass der Körper wichtige Fettreserven aufbauen konnte. Denn auch wenn wir heute versuchen, möglichst schlank zu bleiben, waren Fettreserven lange Zeit ein Zeichen von Wohlstand und Gesundheit. Und etwas Reserve auf den Rippen zu haben ist auch nicht automatisch schlecht, solange es nicht zum Übergewicht führt.

Je nach Land und Kultur haben sich verschiedene Fettarten für die Zubereitung der Nahrung durchgesetzt. Das kommt natürlich vor allem daher, welche Fette im jeweiligen Land besonders leicht zu erhalten sind. In Italien zum Beispiel wachsen Oliven besonders gut und in großen Mengen, daher ist dort Olivenöl ein Standardfett. In südlichen Regionen, in denen Palmen wachsen, ist das Kokosöl die erste Wahl und in asiatischen Ländern, die ans Meer angrenzen, gibt es oft Fischöl. Alle Kulturen, die tierische Produkte herstellen und konsumieren, haben auch diese als Lieferanten von Fetten entdeckt. Aus Milchprodukten können Fette in Form von Molke oder Butter gewonnen werden. Aus Fleisch wird Rinderfett, Geflügelfett oder Schweineschmalz extrahiert, welches ebenfalls zum Kochen und Backen verwendet wird. Welche Fette genutzt werden und in welcher Menge sie konsumiert werden, hängt nicht nur von der Kultur ab (in Form von traditionellen Gerichten), sondern vor allem von der persönlichen Einstellung der Konsumenten. Da sich die allgemeine Meinung darüber, was gesund oder ungesund ist, rasend schnell ändert, bildet sich heute jeder seine eigene Überzeugung. Dabei ist es relativ einfach, zwischen gesunden und ungesunden Fetten zu unterscheiden und die optimale Menge des täglichen Fettverbrauches zu finden.

DIE VERSCHIEDENEN FETTARTEN UND FETTSÄUREN

Es gibt einige Grundsätze, die Sie als erstes beachten sollten:

Pflanzliche Fette sind gesünder als tierische Fette. Ungehärtete Fette sind gesünder als gehärtete Fette. Die besten Fette nehmen Sie über Lebensmittel zu sich, in denen sie ganz natürlich enthalten sind. Lassen Sie uns diese Informationen genauer betrachten.

Tierische Fette und pflanzliche Fette

In tierischen Produkten wie Fleisch und Milchprodukten sind Fette enthalten. Sie sind (mit Ausnahme von Fisch) die schlechte Variante von Fett, denn sie enthalten nur gesättigte Fettsäuren, die den Cholesterinspiegel erhöhen und vom Körper nicht genutzt werden können. Sie werden nicht zu Energie umgewandelt, sondern gleich abtransportiert und landen auf den Hüften. Außerdem können sie die Arterien verstopfen, zu Fettleber und Herzproblemen führen (im nächsten Kapitel finden Sie mehr Informationen dazu). Tierische Fette liefern Gerichten zwar Geschmack, das war es aber auch schon an positiven Eigenschaften. Sie sollten tierische Fette so weit wie möglich meiden. Statt Butter also besser ein guter Aufstrich aufs Brot, statt Schweinefett zum Anbraten lieber Rapsöl verwenden und wenn Sie auf Fleisch nicht verzichten wollen, sollten Sie möglichst magere Sorten auswählen. Am besten jedoch lieber gleich zu Fisch greifen, denn Fisch enthält gesundes Fett mit kostbaren Omega-3-Fettsäuren und Omega-6-Fettsäuren. Darauf gehe ich gleich noch genauer ein.

Die besten Fette finden Sie in Pflanzen, Nüssen und Samen. Diese Fette können Sie also am besten zu sich nehmen, indem Sie die Lebensmittel einfach in Ihre Mahlzeiten einfügen oder einzeln als Snack essen. Eine Handvoll gemischte Nüsse zum Beispiel versorgen Sie mit vielen gesunden Fetten und machen damit lange satt. Walnüsse, Mandeln und Erdnüsse stehen ganz vorne auf der Liste der Powernüsse. Auch Sesamkörner, Leinsamen, Pinienkerne und Sonnenblumenkerne enthalten sehr gesundes Fett. Auch das Fruchtfleisch der Kokosnüsse und natürlich Oliven und Avocados stecken voller gesunder Fette und sind Gemüsesorten, die Sie ganz einfach in Ihren Speiseplan packen können.

Aus vielen dieser Lebensmittel gibt es gepresstes Öl, das sich zum Kochen, Braten oder für Salate eignet. Fett liefert dabei nicht nur die guten Inhaltsstoffe, sondern ist bei Gerichten auch ein wichtiger Geschmacksträger, der sie erst richtig lecker macht und die anderen Inhaltsstoffe im Geschmack unterstützt, z.B. Sonnenblumenöl, Olivenöl, Leinöl, Walnussöl, Rapsöl und viele mehr. Die Auswahl ist überwältigend und alle haben andere Eigenschaften. Sie werden in Gruppen unterteilt, je nach ihren Fettsäuregehalten:

Einfach ungesättigte Fettsäuren

Diese Fettsäuren sind leicht bekömmlich und gut verdaulich. Sie sorgen für einen guten Cholesterinspiegel und helfen dem Körper,

Vitamine aus der Nahrung aufzunehmen und zu transportieren. Einfach ungesättigte Fettsäuren stecken zum Beispiel in Erdnüssen und Erdnussbutter, Rapsöl oder Olivenöl und in Avocados.

Mehrfach ungesättigte Fettsäuren

Diese Fettsäuren werden auch die essentiellen Fettsäuren genannt, da der Körper sie zum Überleben braucht. Er kann sie nicht selbst bilden, daher müssen wir sie über die Nahrung aufnehmen. Vor allem die Omega-3-Fettsäuren und die Omega-6-Fettsäuren sind wichtig, wobei immer die 4-fache Menge an Omega-3-Fettsäuren aufgenommen werden sollte. Da Omega-6-Fettsäuren in ihrem Gehalt mit überwiegen, sind vor allem die Omega-3-Fettsäuren wichtig! Sie stecken zum Beispiel in Walnüssen, Leinöl, Rapsöl und Seefisch.

Generelles zu ungesättigten Fettsäuren (einfach und mehrfach): Diese Fette sollten nicht oder möglichst wenig erhitzt werden und möglichst dunkel und luftdicht gelagert werden! Licht, Luft und Wärme führen dazu, dass sie ranzig werden, und unter Hitze oxidieren sie schnell zu gefährlichen Transfetten!

Gesättigte Fettsäuren

Diese Fettsäuren stecken in tierischen Produkten, also in Milchprodukten wie Sahne und Butter, in Eiern und Fleischprodukten. Sie sollten höchstens 10% der täglichen Nahrung ausmachen, um ihre gesundheitsschädliche Wirkung nicht entfalten zu können. Die meisten Menschen essen aber viel mehr und deutlich zu viel gesättigte Fettsäuren! Nur das Kokosöl ist, obwohl es gesättigte Fettsäuren enthält, empfehlenswert. Es eignet sich sehr gut zum Backen und Braten, dass es durch seine gesättigten Fettsäuren stabil bleibt und vom Körper nicht angesetzt, sondern sofort in Energie umgewandelt wird.

Transfettsäuren

Die schlechteste Option unter den Fetten stellen die Transfette dar. Wenn ursprünglich flüssige Fette durch hohes Erhitzen gefestigt werden, entstehen Transfettsäuren. Vor allem beim Frittieren entstehen durch die Kombination von Öl und Kohlenhydraten sofort die gefährlichen Transfette. Sie sind ganz besonders gesundheitsschädlich und das schon in kleiner Menge. In allen möglichen knusprigen (vor allem eben frittierten) Lebensmitteln stecken diese Fette. Zum Beispiel natürlich in Chips, aber auch in Croissants oder Keksen.

FETTE ALS KRANKMACHER

Eine hohe Zufuhr an schlechten Fetten steht allgemein in Zusammenhang mit einem erhöhten Risiko, an Adipositas und Fettstoffwechselstörungen zu erkranken. Das bedeutet, dass der Körper übermäßig Fett ansetzt, das über ein gesundes Notpolster hinaus geht. Fettleibigkeit ist nicht nur in der Gesellschaft schlecht angesehen, es ist auch ein tatsächliches Gesundheitsrisiko! Ein zu hoher Anteil an Körperfett ist eine Belastung für die Organe, die Bänder, die Gelenke und sogar für die Knochen. Die damit häufig einher gehenden Fettstoffwechselstörungen sorgen dann noch zusätzlich dafür, dass aufgenommenes Fett schlecht verwertet und verbrannt werden kann. Langfristig werden dadurch die Verdauung und die Organe geschädigt.

Und als wäre das nicht schon genug, verringern Transfette außerdem das Vorkommen an gesundheitsförderndem HDL-Cholesterin. Das Fehlen dieses "guten" Cholesterins führt mit einer höheren Wahrscheinlichkeit dazu, dass man an Diabetes Typ II erkrankt. Diabetes hat sich nicht umsonst heutzutage zu einer richtige Volkskrankheit entwickelt. Diabetes Typ II ist nicht angeboren, sondern entwickelt sich im Laufe des Lebens unter anderem aufgrund der Ernährung. Die Essgewohnheiten unserer Gesellschaft machen es der Erkrankung mehr als einfach, eine ganze Generation im Griff zu haben. Und auch die kommende Generation ist schon betroffen, einige Kinder haben inzwischen Diabetes Typ II.

Besonders durch die Aufnahme von den gefährlichen Transfetten erhöht sich außerdem der Spiegel von LDL-Cholesterin im Blut. Und wenn Transfettsäuren sogar regelmäßig gegessen werden, kann das die Cholesterinwerte dauerhaft beeinflussen und damit das Risiko für Gefäßkrankheiten, erhöhen, die zu Verhärtung und Verengung der Arterien führen. Ein zu hoher LDL-Cholesterinwert im Blut ist einer der größten Risikofaktoren für Arterienverkalkung und damit Arteriosklerose.

Als letzter Punkt ist noch wichtig zu wissen, dass die gesättigten Fettsäuren sich ungünstig auf die Blutfettwerte auswirken. Sie können zu einem Anstieg der Triglyzeride und der Cholesterinwerte führen, was das Risiko für koronare Herzerkrankungen erhöht. Ebenso wie die Arterienverkalkungen durch die erhöhten Cholesterinwerte, können die schlechten Blutwerte langfristig zu Blutgerinnseln, Herzinfarkten oder Schlaganfällen führen. Bei diesen langfristigen Folgen denkt am Ende niemand mehr daran, dass so etwas Simples wie der regelmäßige Konsum schlechter Fettsäuren einen großen Teil zu dieser schlimmen Entwicklung beigetragen haben.

Sie sollten also, wann immer es möglich ist, gesättigte Fettsäuren meiden. Das geht natürlich hin und wieder mit Verzicht einher, aber dafür belohnen Sie sich mit guter Gesundheit. Transfette sollten Sie am besten ganz meiden. Die gelegentliche Handvoll Chips wird Sie natürlich nicht direkt umbringen, aber denken Sie bei jedem Bissen daran, was Sie ihrem Körper gerade zumuten - und vielleicht ist der Appetit damit ganz schnell verflogen.

FETTE ALS GESUNDMACHER

Wenden wir uns jetzt aber den guten Nachrichten zu: Wenn Sie es schaffen, Ihren Konsum an gesättigten Fetten zu reduzieren und stattdessen auf ungesättigte Fette zurückgreifen, können Sie dadurch sehr wahrscheinlich das eigene Herzrisiko senken. Sie wirken sich sehr günstig auf den Cholesterinspiegel aus. Sie können damit für gesunde

Arterien und Gefäße sorgen, Ihre Blutwerte verbessern und insgesamt Ihre Organe schützen.

Die essenziellen Fettsäuren, die der Körper nicht selbst bilden kann, sind für die Gesundheit ganz besonders wichtig! Die Omega-3-Fettsäuren wirken sich positiv auf Bluthochdruck aus und können das Risiko für koronare Herzerkrankungen verringern. Und die Omega-6-Fettsäuren dagegen wirken dem Risiko für Fettstoffwechselstörung entgegen.

Außerdem sind ungesättigte Fette optimale Träger für fettlösliche Vitamine, die der Körper ohne Fette nicht richtig verwerten könnte. Bei diesen Vitaminen handelt es sich vor allem um die Vitamine A, D, E und K. Diese wichtigen Vitamine wären ohne Fett für uns nutzlos, da sie nicht an die richtigen Stellen im Körper gelangen, sondern einfach wieder ausgeschieden würden. Wenn Sie zu wenig Fett zu sich nehmen (so wie es bei einer falschen Diät der Fall ist), schaden Sie Ihrer-Gesundheit also sehr umfangreich.

Fette sind auch wichtige Bestandteile von Körperstrukturen wie beispielsweise von Zellmembranen oder Hormonen. Diese werden unter anderem aus Fetten gebaut und wenn diese fehlen, fehlt ein wichtiger Baustein und das entsprechende Hormon oder die Zelle kann nicht gebildet werden. Stellen Sie sich das ganze vor wie ein kleines Gebäude aus Bausteinen. Sie können einen einzelnen Stein weglassen, aber wenn zu viele Steine fehlen, wird das Gebäude niemals stehen bleiben. In Ihrem Körper funktioniert es genauso: Er weiß ganz genau, welche

Bausteine benötigt werden. Ihre Aufgabe ist es, ihn ausreichend damit zu versorgen, damit er seinen Job erfüllen kann.

Ein angemessener Anteil Körperfett ist außerdem dafür da, die inneren Organe und den Körper gegen Kälte zu schützen. Sowohl durch eine aufgebaute Fettschicht als auch durch freigesetzte Energie, die in Wärme umgewandelt werden kann. Und auch als Energiespeicher für schlechtere Zeiten hat sich Fett schon vor Jahrhunderten bei unseren Vorfahren bewährt. Gibt es eine Zeit lang keine Nahrung von außen, kann der Körper sich einige Zeit mit Hilfe dieser eingebauten Reserven versorgen.

Zu guter Letzt ist Fett wichtig für die Hirntätigkeit und die gesamte Energie, denn es ist Energieträger Nummer eins. Damit steht Fett sogar noch vor dem Zucker. Ein erwachsener Mensch sollte zwischen 60 und 90 Gramm Fett pro Tag zu sich nehmen, dabei sollte das Fett aber niemals mehr als 30% der Nahrung ausmachen. Was mittlerweile klar ist: Mit Fett ist im Sinne deiner Gesundheit natürlich in Zukunft IMMER ein Fett mit einfach oder mehrfach ungesättigten Fettsäuren gemeint!

DIE TOP LEBENSMITTELN MIT GESUNDEN FETTEN

Die guten Fette sind, wie bereits erwähnt, vor allem in pflanzlichen Lebensmitteln zu finden. In der Kategorie der Nüsse finden Sie sie in diesen Sorten: Walnüsse, Haselnüsse, Mandeln, Erdnüsse, Paranüsse und Cashewnüsse.

Auch durch Samen erhalten Sie gesunde Fette, hiervon müssen Sie natürlich etwas mehr essen, um eine entsprechende Menge gutes Fett zu bekommen: Sonnenblumenkerne, Sesamsamen, Chiasamen, Leinsamen, Pinienkerne und Kürbiskerne.

Der Fisch ist das einzige tierische Lebensmittel, das Sie mit gesunden Fetten versorgen kann. Dazu zählen: Thunfisch, Lachs, Hering, Makrele und Aal. Auch Gemüse kann Sie mit Fetten versorgen, besonders viel Fett steckt in: Oliven, Kichererbsen, Sojabohnen, Pilze, Süßkartoffeln, Grünkohl und Rosenkohl. Beim Obst gibt es nur wenige Kandidaten, die tatsächlich etwas Fett zu bieten haben. Ganz vorne mit dabei ist aber die Avocado, die zu großen Teilen aus einfach ungesättigten Fettsäuren besteht und dabei super gesund ist! Außerdem steckt in Feigen und Datteln noch ein wenig gesundes Fett. Um die Zufuhr von gesunden Fetten etwas einfacher zu machen, können Sie auf Öle zurückgreifen. Die können Sie in Salaten verwenden und kurz vor dem Servieren in warme Gerichte einrühren. Täglich 2-3 Esslöffel gesundes Öl sollten Sie unbedingt in Ihre Ernährung integrieren! Dabei greifen Sie am besten zu Leinöl, Walnussöl, Hanföl, Olivenöl und Sonnenblumenöl.

Dickmacher Zucker

In diesem Kapitel erfahren Sie alles Wissenswerte über den Zucker. Sie lernen, was der Konsum von Zucker in Ihrem Körper bewirkt, wie wir in unserer Gesellschaft mit Zucker umgehen und auch Informationen über viele süße Alternativen. Sie bekommen Ideen, wie Sie Zucker gesund und unkompliziert ersetzen können. Und ich werde Ihnen vor Augen führen, wo Zucker überall versteckt ist, so dass Sie in Zukunft besser darauf achten können, was Sie Ihrem Körper zumuten. Nachdem Sie dieses Kapitel gelesen haben, werden Sie viel bedachter einkaufen und wissen, worauf Sie achten sollten in IhremUmgang mit Zucker.

ZUCKER IST EINE DROGE!

Zucker ist schon immer fester Bestandteil unserer Nahrung. Zu Beginn nur in Form von Früchten, die je nach Sorte einen sehr hohen Anteil Fruchtzucker haben. Doch als wir begonnen haben, Zucker zu extrahieren und raffinierten Zucker in Form von kleinen Kristallen herzustellen, waren dem Zuckerkonsum keine Grenzen mehr gesetzt. Da er relativ billig ist und beinahe jedem Lebensmittel zugesetzt werden kann, hat der Zucker seinen Siegeszug über die Menschen begonnen.

Wir verbrauchen pro Person jährlich über 30 kg Zucker und über 80 g am Tag im Durchschnitt. Das entspricht einem täglichen Haufen von 28 Zuckerwürfeln. Da der Zucker so gut versteckt ist, würden wir diese Menge aber niemals vermuten. Empfohlen laut WHO

(Weltgesundheitsorganisation) sind aber nur 25 g pro Tag, die absolute Obergrenze sollten 50 g täglich sein!

In Europa sind wir mit unserem Zuckerkonsum weit vor Ländern wie etwa China oder Indien. Es gibt aber auch Länder, die sogar noch wesentlich mehr Zucker verbrauchen als wir, in Australien sind es fast 60 kg pro Person im Jahr, in Kuba sogar über 70 kg! Diese Zahlen sind erschreckend, vor allem wenn man bedenkt, dass Krankheiten wie Diabetes Typ II immer mehr Menschen betreffen. Wir wissen heute ganz genau, dass Zucker ungesund für uns ist, aber sind zu verwöhnt und zu bequem, um etwas zu verändern.

Es gibt verschiedene Arten von Zucker, der auch auf Lebensmittel-Etiketten oft mit seinem Fachbegriff genannt und daher nicht als Zucker identifiziert wird. Der gängige Haushaltszucker trägt zum Beispiel auch den Namen "Saccharose". Fruchtzucker heißt auch "Fructose" und Traubenzucker "Glucose". Dann gibt es noch den Milchzucker "Lactose", welcher etwa für Menschen mit Laktoseintoleranz von Bedeutung ist. Auch "Dextrose" ist ein Name für Zucker, in dem Falle Fruchtzucker (natürlich vorkommend in Früchten) oder Traubenzucker (künstlich hergestellt). Auch aus verschiedenen Rohstoffen lässt sich Zucker oder Zuckersirup herstellen. So zum Beispiel den Malzzucker (Maltose) oder Zucker bzw. Sirup aus Mais oder Rüben. Zuckerrüben und Zuckerrohr sind die Rohstoffe, aus denen der meiste Zucker gewonnen wird, den wir verwenden. Brauner Zucker ist übrigens nicht gesünder als weißer Zucker, an ihm haftet lediglich mehr Sirup an, was für die Färbung sorgt. Er wurde einfach nur weniger lang raffiniert als der weiße Zucker.

Eine weitere interessante Information zu Zucker: Er wird unterschieden in sogenannte Einfachzucker und Zweifachzucker. Einfachzucker bestehen aus nur einem Zuckermolekül und werden daher vom Körper direkt aufgenommen. Sie gelangen durch die Darmwand direkt ins Blut und erhöhen so den Blutzuckerspiegel sehr schnell. Für Diabetiker ist es daher zum Beispiel wichtig, immer etwas Einfachzucker (etwa in Form von einem Stück Traubenzucker) dabei zu haben, damit sie im Notfall ihren Blutzucker schnell erhöhen können. Der Fruchtzucker in Obst oder der Zucker in Honig sind zum Beispiel Einfachzucker.

Zweifachzucker bestehen, wie der Name schon sagt, aus zwei Zuckermolekülen. Es sind jeweils zwei Einfachzuckermoleküle, die miteinander verbunden sind. Da der Zweifachzucker nicht direkt vom Körper verwertet werden kann, muss er erst in zwei Einfachzuckermoleküle gespalten werden. Zweifachzucker sind zum Beispiel Malzzucker, Rohrzucker, Rübenzucker und Milchzucker. Der Milchzucker ist auch oftmals ein "Übeltäter", denn er kann bei übermäßiger Aufnahme zu Durchfall führen. Und wer unter eine Laktoseintoleranz leidet, den trifft dieser Durchfall sogar bei der geringsten Menge, die er zu sich nimmt.

Auch Kohlenhydrate sind im weitesten Sinne Zucker, denn sie bestehen aus Zuckermolekülen. Worum es mir aber geht, ist der Konsum von sogenanntem "freien Zucker", den Lebensmitteln zugesetzt wird. Der Zuckergehalt von Milch, Obst und Gemüse stellt kein gesundheitliches Problem dar, der Zucker in Honig, Sirup und Säften jedoch schon. Das ist vielleicht etwas schwierig zu verstehen, einfach erklärt handelt es sich bei Obst um ein Gesamtpaket, bei dem die positiven Inhaltsstoffe einfach überwiegen. Selbst im süßesten Obst ist nicht so viel Zucker enthalten, wie etwa in einem Glas Limonade. Dafür jedoch jede Menge Vitamine, Mineralstoffe und Ballaststoffe. Um mit dem Verzehr von Obst also bedenkliche Mengen an Zucker zu konsumieren, müssten alle Ihre Mahlzeiten täglich nur aus Obst bestehen. Da aber niemand jeden Tag kiloweise Obst verputzt, müssen Sie sich darüber keine Sorgen machen.

ZUCKERERSATZSTOFFE: SINNVOLLE ALTERNATIVEN ZUM INDUSTRIEZUCKER?

Wenn Sie (wie viele andere Menschen) schon wissen, wie ungesund Zucker für Sie ist, haben Sie bestimmt schon den einen oder anderen Ersatzstoff ausprobiert. Die Hersteller haben nämlich auch erkannt, dass diese Stoffe ein gutes Geschäft sind, weil immer mehr Menschen sich zum Glück Gedanken über ihre Gesundheit machen. Da schießen die Anbieter von Alternativen natürlich aus dem Boden und bieten immer wieder neue Produkte, die den Zucker mehr oder weniger gut ersetzen sollen. Und zeitgleich gibt es dann wieder Studien und Diskussionen darüber, wie gut oder schlecht diese Produkte dann wieder für uns sind. So ist es zum Beispiel natürlich keine Lösung, statt dem Zucker jede Menge chemische Ersatzstoffe zu sich zu nehmen, die zwar nicht die negative Wirkung des Zuckers haben, dafür aber Giftstoffe enthalten oder pure Chemie sind.

Schnell bekommt man da das Gefühl, man kann es sowieso nicht richtig machen, gibt einfach auf und wendet sich wieder dem (wenigstens bekannten) alten Zucker zu. Damit Sie nicht daran verzweifeln, habe ich mir die gängigsten Ersatzstoffe mal genauer angeschaut und ausprobiert. So erfahren Sie ganz schnell und einfach, was in Frage kommt und wovon Sie lieber die Finger lassen sollten.

- Xylit (Birkenzucker)

Der Birkenzucker zählt zwar zu den (unten genannten) Fettalkoholen, nimmt aber eine besondere Stellung ein. Er ist nicht nur ein toller Ersatz für Zucker, sondern dabei auch noch zur Zahnpflege geeignet! Xylit ist in Zahnpflegkaugummis enthalten, da er trotz süßem Geschmack dem Karies keine Nahrungsgrundlage bietet, sondern ihn sogar vermeidet. Xylit ist ein sehr ähnliches, kristallines Pulver wie Zucker, unter Zugabe von Flüssigkeit löst es sich schnell auf und kann damit gut zum Süßen von Getränken verwendet werden. Ich würde Ihnen Xylit ohne Einschränkung als Zuckerersatz empfehlen! Sie können ihn am besten im Internet bestellen oder in gut sortierten Reformhäusern kaufen.

- Zuckeralkohole (z.B. Erythrit, Sorbitol)

Ganz allgemein sind die Zuckeralkohole geeignete Austauschstoffe für Zucker. Sie enthalten kaum Kalorien und lassen daher den Blutzuckerspiegel nicht verrücktspielen. Allerdings können sie bei übermäßigem Gebrauch abführend wirken oder Blähungen verursachen. Die beste

Alternative unter den Fettalkoholen stellt Erythrit dar, denn dieser verursacht zumindest keine Blähungen, verhält sich beim Backen wie Zucker und schmeckt auch genauso. Er ist etwas weniger süß als Zucker, aber Sie können sich leicht von zu stark gesüßten Lebensmitteln entwöhnen, indem Sie Ihren Verbrauch einfach langsam reduzieren. Zuckeralkohole sind als Ersatz wesentlich besser geeignet als synthetische Stoffe, Sie müssen nur im Blick behalten, dass Sie nicht zu viel verwenden!

- Stevia (pflanzlicher Süßstoff)

Mit dem Stevia bewegen wir uns genau zwischen natürlichem, weil pflanzlichem Ersatzstoff und synthetischem Ersatzstoff. Stevia besteht zwar generell aus den Blättern der Stevia Pflanze, jedoch müssen diese chemisch behandelt werden, damit der Süßstoff entsteht. Durch die natürliche Herkunft ist es dennoch ein recht empfehlenswerter Süßstoff, der jedoch gemäßigt verwendet werden sollte. Stevia liefert keine Kalorien und ist nicht schädlich für die Zähne. Leider ist er aber auch wesentlich weniger süß als Zucker und muss daher in größeren Mengen verwendet werden, was (wegen der erwähnten chemischen Herstellung) nicht unbedingt gesund ist. Außerdem schmeckt Stevia etwas anders als Zucker und hat einen etwas bitteren Beigeschmack. Wenn mal kein anderes Süßungsmittel zur Hand ist, können Sie gelegentlich Süßstoff aus Stevia verwenden, es gibt aber bessere Alternativen.

- Synthetische Süßstoffe (Aspartam, Saccharin, Cyclamat)

Es gibt verschiedene synthetische Süßstoffe, alle haben so gut wie keine Kalorien und daher keinen Einfluss auf die Zahngesundheit oder den Blutzucker. Verschiedene Stoffe liegen im Verdacht, Herz - Kreislauf - Erkrankungen zu begünstigen, Diabetes zu fördern oder das Krebsrisiko zu erhöhen. Studien konnten das nicht bestätigen, jedoch sind meiner Meinung nach synthetische Stoffe niemals gut für den Körper. Ob und wie viel dieser künstlichen Ersatzstoffe man verwendet, muss jeder für sich selbst entscheiden. Mir persönlich sind die vielen negativen Vermutungen rund um die chemischen Stoffe nicht angenehm und daher greife ich lieber zu anderen Alternativen.

- Kokosblütenzucker

Diese Alternative zum Haushaltszucker hat einen ähnlichen Kaloriengehalt und eine ähnlich Süßkraft. Kokosblütenzucker wird aus dem Blütennektar von Kokospalmen-Blüten gewonnen. Er besteht aus dem Zweifachzucker Saccharose. Da er sich für den Blutzuckergehalt genauso verhält wie weißer Zucker, taugt er nicht zum Einsparen von Kalorien. Der Vorteil ist jedoch, dass er nicht raffiniert (also künstlich verarbeitet) wurde und daher natürlicher und gesünder ist als Haushaltszucker. Sie sollten ihn aber genauso sparsam einsetzen wie Haushaltszucker.

- Sirup (Reis, Mais, Rübe, Ahorn, Agave)

Die dickflüssigen Sirupe aus den verschiedenen Ausgangsprodukten haben alle wesentlich weniger Kalorien als Zucker, dabei jedoch mehr Süßkraft. Das bedeutet, um auf die gleiche Süße zu kommen, benötigt man weniger Sirup, als man Zucker benötigen würde. Je nach Ausgangsprodukt hat jeder Sirup einen besonderen Eigengeschmack, Ahornsirup etwa schmeckt leicht rauchig und sehr kräftig, Agavensirup eher fruchtig und Reissirup ist relativ geschmacksneutral. Zudem ist Sirup meist natürlicher und weniger stark behandelt als Haushaltszucker. Und da Sie nur wenig davon benötigen, um kräftig zu süßen, nehmen Sie weniger davon zu sich. Sirup ist auf jeden Fall eine bessere Alternative als Zucker!

-Honig

Da der Honig ein reines Naturprodukt ist, hat er dem Haushaltszucker gegenüber schon einen großen Pluspunkt! Außerdem isst man die gesundheitsfördernden Zusatzstoffe mit, welche die Bienen dem Honig hinzufügen, um ihre Larven gesund zu halten. Honig hat jedoch genauso viele Kalorien wie Haushaltszucker und bedeutet für den Blutzuckerspiegel einen genauso starken Anstieg und Absturz. Da Honig aber wesentlich süßer ist, benötigt man weniger davon. Wenn Sie guten, unbehandelten Honig bekommen, ist er dem Zucker also auf jeden Fall vorzuziehen!

WIRKUNG VON ZUCKER AUF DEN KÖRPER

Zucker ist nicht nur das kristalline weiße Pulver, der Sirup oder der Honig. Auch Kohlenhydrate sind im weitesten Sinne Zucker. Sie bewirken die gleichen Abläufe im Körper und verursachen ähnliche Vorgänge. Wenn wir also davon reden, welche Wirkung Zucker auf den Körper hat, schließen wir damit auch Kohlenhydrate ein, die in Getreide, also Nudeln und Brot zum Beispiel besonders vertreten sind. Und hier beginnt das Problem mit dem Konsum von Extrazucker, wie ich es jetzt mal nenne. Wie Sie vielleicht gerade schon gedacht haben, ist es also quasi unmöglich, jemals komplett auf Zucker jeglicher Form zu verzichten, denn das würde bedeuten, nie wieder Nudeln oder ein Stück Brot zu essen. Das muss aber auch nicht sein oder besser gesagt: Das wäre auch nicht gesund! Denn der Körper benötigt Kohlenhydrate dringend! Unser ganzes System läuft nur mit dem Brennstoff der Kohlenhydrate und ohne diese wären wir völlig ohne Energie. Wer also zu wenig Kohlenhydrate isst, wird ständig müde sein, sich schwach fühlen und nicht klar denken können.

Zucker und Kohlenhydrate lösen also im Blut die Produktion einer großen Menge an Insulin aus. Dabei kommt tatsächlicher Zucker sogar besonders schnell und bereits innerhalb wenige Minuten nach dem Verzehr an. Das Insulin ist ein Hormon, das in der Bauchspeicheldrüse produziert wird. Die Hauptaufgabe von Insulin ist, den Zucker (den puren und den aus Kohlenhydraten) wieder aus dem Blut zu holen und an alle nötigen Körperzellen und Organe zu verteilen, die daraus dann ihre Energie ziehen können. Wenn ein Mensch immer mehr Zucker isst, dann kommt es zu einem chronisch erhöhten Insulinspiegel. Der bewirkt im Körper einerseits die Förderung von Entzündungen und damit auch die Entwicklung und den schnelleren Verlauf vieler chronischen Krankheiten.

Insulin aktiviert andererseits aber die Bildung eines Stoffes, der dann im Gehirn das Serotonin baut. Dieses Serotonin nennen wir auch gerne das "Glückshormon", weil es uns gelassen und je nach Menge sogar euphorisch machen kann.

Das klingt soweit sehr gut. Jedoch ist das Problem mit reinem Zucker oder dem Zucker aus stark verarbeiteten Kohlenhydraten, dass dieses Hochgefühl nicht lange anhält. Aus weißen Nudeln, Weißbrot und Süßigkeiten kann der Körper sich zwar schnell Energie holen, aber diese ist ebenso schnell verbraucht und der Blutzuckerspiegel sinkt genauso schnell ab, wie er angestiegen ist. Dieses Auf und Ab ist nicht nur ungesund, sondern auch für unsere Nerven sehr anstrengend. Wir haben viel zu oft Hunger, snacken uns durch den Tag und sind nie wirklich satt, da der Körper immer wieder neue Energie verlangt. Hinzu kommt, dass in einem Ruhezustand, wenn wir uns also weder körperlich bewegen noch geistig anstrengen, der Zucker ebenso schnell ins Blut und die Körperzellen gelangt. Bemerkt der Körper dann, dass wir ihn nicht sofort in Energie umwandeln, lagert es ihn ebenso schnell als Reserven an. Und daraus entstehen dann die Fettpolster, die wir eigentlich gern vermeiden würden.

Zucker in Form von Kohlenhydraten gibt unserem Körper und Gehirn also wichtige Energie. Besonders gut und lang anhaltend funktionieren dabei aber komplexe Kohlenhydrate, zum Beispiel aus

Vollkornprodukten. Je natürlicher und vollwertiger die Nahrung, desto länger dauert die Verdauung, desto langsamer gelangt der herausgefilterte Zucker, um ins Blut und die Zellen zu gelangen. Das Resultat: Sie sind länger satt, haben länger und zuverlässiger Energie und setzen keine unnötigen Reserven an.

Zucker verursacht Krankheiten

Wie Sie jetzt erfahren haben, nimmt Zucker eine wichtige Rolle in unserem Körper ein, sowohl positiv als auch negativ. Wenn wir uns jetzt einmal nur den zusätzlichen Zucker ansehen (also nicht den aus den Kohlenhydraten), dann überwiegen die Gefahren und Risiken deutlich dem Nutzen. Ärzte in aller Welt und viele Studien haben gezeigt, dass eine Menge negativer Symptome einem übermäßigen Konsum von Zucker zugeordnet werden können. Dazu gehören Depressionen, Angstzustände, Magen- und Darmprobleme (zum Beispiel Verstopfung oder Durchfall), Haarausfall, Hautprobleme (vor allem Akne), Begünstigung von Pilzbefall, Konzentrations-probleme, Müdigkeit, Nervosität, Schlafstörungen und Zyklusprobleme. Natürlich soll diese Liste keine Diagnose stellen, denn all diese Symptome können auch auf Erkrankungen hindeuten. Wer aber viel Zucker zu sich nimmt, erhöht die Wahrscheinlichkeit, an einem oder mehrere dieser Probleme zu leiden. Einige davon lassen sich einfach erklären:

Ein hoher Konsum von Zucker bringt die Darmflora durcheinander. Diese hält sich selbst in einem empfindlichen Gleichgewicht, welches die komplizierten Verdauungsvorgänge steuert. Außerdem entsteht im Darm auch das Immunsystem und deshalb wirkt sich die Darmflora immer auch auf die allgemeine Krankheitsanfälligkeit aus. Der hohe Zuckerkonsum bewirkt also indirekt die Schwächung der Immunfunktionen des Körpers. Das Immunsystem ist inaktiv und kann damit den Körper nicht mehr angemessen vor Erregern von außen schützen. Ist dann eine Erkrankung eingetreten, denkt niemand daran, dass der Zucker seine Finger im Spiel hatte, sondern man schiebt es auf allerlei Gründe wie die Erkältungszeit, die Sommergrippe oder kranke Menschen in der Umgebung. Fakt ist jedoch, dass ein starkes Immunsystem diese Angriffe wahrscheinlich hätte abwehren können.

Ein anderer Punkt ist, dass Zucker den Körper mehr Insulin produzieren lässt. Dieses Insulin ist nicht nur für den Blutzuckerspiegel verantwortlich, sondern es ist auch als Wachstumshormon tätig. Wachstum bedeutet nicht unbedingt das Wachstum in die Höhe, sondern es regt Zellen dazu an, zu wachsen. Leider gibt es aber nicht nur gesunde Körperzellen, sondern auch Abweichungen wie etwa die Krebszellen. Diese kranken Zellen benötigen besonders viel Brennstoff, um zu wachsen und da kommt ihnen ein hoher Zuckerkonsum gerade gelegen. Zucker kann in diesem Sinne also Krebs wohl nicht verursachen, aber es kann große Stücke dazu beitragen, dass bereits im Körper schlummernde Krebszellen sich ungebremst vergrößern können. Man könnte also sagen, er bietet die perfekte Nahrung für Krebs.

Ein anderer wesentlicher gesundheitlicher Faktor ist Diabetes Typ II. Während Diabetes Typ I angeboren ist, entsteht Typ II im Laufe des Lebens, begünstigt durch bestimmte Faktoren, wie eine sehr ungesunde Ernährung. Durch den ständigen Konsum von sehr zuckerhaltigen Lebensmitteln (und wir haben ja erfahren, dass sehr viele unter diese Kategorie fallen!) muss der Körper ständig viel Insulin produzieren. Damit stellt er sicher, dass der Zucker aus dem Blut in die Zellen transportiert wird. Im Laufe der Zeit kann es dann zu einer Insulinresistenz kommen. Diese wiederum bewirkt, dass zwei andere Hormone, das sogenannte "Hungerhormon" und das sogenannte "Sättigungshormon", ebenfalls nicht mehr funktionieren. Sie können die Gefühle "hungrig" und "satt" nicht mehr richtig einstellen und wir können uns auf die Signale des Körpers nicht mehr verlassen. Es wird noch mehr gegessen, vor allem wahrscheinlich noch mehr Zucker, und ein Teufelskreislauf entsteht. Die Folge ist ständige Gewichtszunahme, dadurch erhöhter Blutdruck und schlechte Cholesterinwerte. Letzten Endes hat sich die Diabetes Typ 2 dann durchgesetzt und der Betroffene hat sein Leben lang mit einer schweren chronischen Krankheit zu kämpfen.

DIE TOP VERSTECKTEN ZUCKERFALLEN

Jetzt wird es zum Schluss noch mal besonders spannend! Wir schauen uns an, wo der Zucker überall "auf Sie lauert" und heimlich zuschlägt. Natürlich wissen Sie, dass Sie jede Menge Zucker zu sich nehmen, wenn Sie ein Glas Cola trinken oder einen Schokoriegel essen. Aber hätten Sie auch gewusst, dass Ketchup fast noch mehr Zucker enthält? Wussten Sie, dass Sie eigentlich kein Fertigprodukt kaufen können, in dem KEIN Zucker enthalten ist? Schauen wir uns mal genauer an, in welche Zuckerfallen Sie wahrscheinlich täglich treten:

Joghurt und Buttermilch

Joghurt ist gut für die Gesundheit des Darmes, Dank der probiotischen Kulturen. Das stimmt, allerdings essen die wenigsten Menschen reinen Naturjoghurt. Für den besseren Geschmack gibt es viele verschiedene Sorten Fruchtjoghurt und für die Liebhaber von trinkbaren Speisen gibt es Buttermilchgetränke in ebenso vielen Geschmacksrichtungen. Der Fruchtgeschmack ist jedoch selten natürlich, sondern einer Aroma- Zucker -Mischung zu verdanken. Vor allem in Fruchtjoghurt und Buttermilch-Drinks, aber auch in vielen probiotischen Sorten ist dadurch enorm viel Zucker enthalten. Bei Fruchtjoghurt ist dieser gern als Fruchtzucker ausgezeichnet, was ihn gesünder klingen lässt. Wenn er jedoch künstlich hinzugefügt ist, handelt es sich nicht um den natürlich im Obst vorkommenden Fruchtzucker und er ist genauso ungesund wie gewöhnlicher Haushaltszucker.

Müsli-Mischungen

In den meisten gemischten Müslisorten, und vor allem in Knusperflocken, Cornflakes und anderen Frühstücksflocken für Kinder ist sehr viel Zucker enthalten. Die Hersteller haben erkannt, dass Kinder sogar noch mehr auf Zucker reagieren als Erwachsene, ihre Selbstbeherrschung ist wesentlich geringer und sie werden sehr schnell süchtig nach zuckerhaltigen Lebensmitteln. Doch selbst in sehr gesund klingenden und aussehenden Müslimischungen, versteckt sich Zucker. Da den wenigsten Konsumenten reine Haferflocken, Nüsse und Trockenfrüchte schmecken, werden sie mit Aromen und viel Zucker aufgepeppt. Man hat dann das Gefühl, etwas Gesundes zu essen und dennoch schmeckt es gut und belohnt uns dadurch.

Pikanter Aufstrich

Was man bei salzigen und pikanten Brotaufstrichen nicht vermuten würde: Sie enthalten beinahe alle sehr viel Zucker! Es scheint nicht logisch, dass ein pikantes Lebensmittel Zucker enthalten sollte, aber die großen Mengen an Salz und Gewürzen sorgen dafür, dass es dennoch nicht süß schmeckt. Der Zucker macht die Aufstriche jedoch schmackhafter und natürlich erkennt der Körper den Zuckergehalt als Energiequelle und verlangt mehr davon. Bestimmte Gewürze oder Geschmacksrichtungen lassen sich durch die Beigabe von Zucker intensivieren und schmecken dadurch erst einmal besser als alles, was wir selbst zusammen rühren könnten. Langfristig rächt sich diese Denkweise jedoch, denn die Geschmacksnerven gewöhnen sich an den enthaltenen Zucker.

Mikrowellen-Gerichte

Eine Currywurst für die Mikrowelle zum Beispiel enthält mehrere Würfel Zucker. Aber auch andere Mahlzeiten für die Mikrowelle sind vollgepackt mit unnötigem Zucker, der dafür sorgen soll, dass die Konsumenten süchtig nach den Produkten werden und immer wieder wie automatisch danach greifen, wenn sie hungrig einkaufen gehen. Durch die an den Zucker gewöhnten Geschmacksnerven sind wir leicht beeinflussbar. Gerichte ohne den geliebten Zucker werden dann als nicht wohlschmeckend genug empfunden und wir sehnen uns (wie ein Raucher nach der Zigarette) nach den gewohnten Fertiggerichten.

Fertigsalate

Vor allem in einem gesunden Lebensmittel wie Salat würde man niemals mit Zucker rechnen, richtig? In fertig abgepackten Salaten ist dieser aber in der Soße versteckt. Vor allem fertige Krautsalate, Karottensalat oder Kartoffelsalat verstecken ihren Zuckergehalt. Diese Soßen funktionieren oft durch ein harmonisch ausbalanciertes Verhältnis aus Essig und Zucker, eine sehr schmackhafte Mischung, die sich aber negativ auswirkt. Selbst gemachte Salatsoßen, in denen kein Zucker vorkommt, erscheinen im Vergleich fade und man greift in Zukunft lieber immer zu den fertigen Soßen und Salaten. Zum Suchtfaktor des Zuckers kommt hier auch noch der praktische Aspekt hinzu, den Salat nicht erst selbst zubereiten zu müssen.

Trockenfrüchte

Früchte haben für sich eigentlich schon genug natürlichen Fruchtzucker zu bieten, dennoch werden ihnen in der Form von Trockenobst nochmal zusätzlich künstlicher Zucker hinzugefügt. Vor allem Obstsorten, die einen etwas sauren Geschmack haben (wie zum Beispiel Cranberrys) sind nochmal mit Zucker behandelt, damit sie den

Konsumenten besser schmecken. Aber auch Apfelringe oder Bananenchips bekommen oft noch eine Schicht Zucker extra verpasst, um sie dem Konsumenten noch schmackhafter zu machen. Unseren angepassten Gaumen schmeckt Süßes eben einfach am ehesten, und dabei gilt wirklich: Je süßer, desto besser.

Fertigsoßen und Salatsoßen

Generell steckt in beinahe allen Salatsoßen, die man fertig in der Flasche kaufen kann, unnötig viel Zucker! Daran hat sich unser Gaumen schon so gewöhnt, dass wir den leicht süßen Beigeschmack in beinahe allem normal finden. Alles, was kein reiner Essig ist, sondern nur ein Essigprodukt (fertige Balsamico Soße etwa) enthält jede Menge Zucker. Fertige Tomatensoße oder Süß-sauer-Soße, die nur noch erwärmt und über Reis oder Nudeln geschüttet werden muss, ist sehr praktisch. Aber leider sind diese Soßen wahre Zuckerbomben! Ihr Zuckergehalt übertrifft teilweise sogar Süßigkeiten. Die Tatsache, dass Zucker in den meisten Salatsoßen und Tomatensoßen unnötig ist und niemand selbst auf die Idee käme, ihn beim Zubereiten eines Dressings zu verwenden, machen sich die Hersteller zu Nutze. Die wenigsten Käufer schauen bei solchen Produkten auf das Etikett, daher lässt sich der Zucker darin "verstecken" und der Konsument wird schnell süchtig nach dem Produkt.

Eingelegtes Gemüse

Auch wenn Gemüse meist in leicht saure Flüssigkeiten eingelegt wird, ist dennoch Zucker enthalten. An diesem Beispiel wird sehr deutlich, wie unnötig und unlogisch der Zuckergehalt vieler Lebensmittel eigentlich ist. Leider ist der Zucker durch das Einlegen schon in das Gemüse gezogen und auch durch Abschütten des Wassers bleibt man nicht davon verschont. So bekommen Sie selbst beim Genuss eines sehr simplen Produktes (zum Beispiel pure, eingelegte Erbsen oder Paprika) trotzdem noch ein bisschen Zucker mit. Niemand würde dies vermuten, daher wieder ein perfekt verstecktes Suchtmittel, das dem Konsumenten untergejubelt werden kann.

Fruchtsäfte und Smoothies

Wer denkt, dass Fruchtsäfte oder die beliebten, gesunden Smoothies schon genügend Fruchtzucker aus dem Obst enthalten, der täuscht sich in den Herstellern. Überall, wo noch zusätzlich Zucker hineinkann, wird auch welcher zugefügt. Und bei süßen Getränken lässt sich leicht Zucker zusätzlich ergänzen, um den Suchtfaktor zu erhöhen. Fruchtsaft und Smoothies gelten als vitaminreich und daher gesund. Wir wollen nicht wahrhaben, dass man uns ein solch gesundes Produkt durch den Zusatz von viel Zucker mies machen würde. Aber vergleiche mal einige Fruchtsäfte oder fertige Smoothies in der Flasche. Nur wenige halten sich an den Grundsatz, dass Früchte allein schon süß genug sind und zusätzlicher Zucker den Gesundheitsfaktor unnötig zerstören würde.

Tiefkühlpizza

Dass diese Form der Pizza nicht besonders gesund ist, weiß jeder. Dass aber auch hier große Mengen Zucker enthalten sind, erscheint wieder abwegig. Schau beim nächsten Einkauf einmal auf die Inhaltsstoffe einer solchen Pizza - du wirst überrascht sein! Der meiste Zucker versteckt sich dabei in der Soße, die ebenso voller Zucker steckt wie die fertigen Tomatensoßen aus Gläsern. In eine gute Tomatensoße gehört zwar ein kleines bisschen Zucker, diese Zutat sollte jedoch nicht an einer der ersten Stelle stehen! Bei der Tiefkühlpizza ist das Problem, dass du nicht weißt, in welchen der Zutaten der Zucker genau steckt und du kannst die Pizza ja auch schlecht in ihre Bestandteile zerpflücken. Es bleibt nur, solche Lebensmittel so weit wie möglich zu meiden oder selbst zu machen. Aber dann bitte auch mit selbstgemachter Soße, sonst kommst du vom Regen in die Traufe!

Noch ein Wort zu "zuckerfreien" Produkten

Wenn Sie beim Einkaufen darauf achten, dass Sie möglichst wenig Produkte mit Zucker kaufen, freuen Sie sich bestimmt über Aufdrucke wie "ohne Zuckerzusatz" oder "zuckerfrei". Sie denken wahrscheinlich, dass die Hersteller solche Aussagen nicht auf ihre Produkte drucken dürften, wenn es nicht wahr wäre. Und dann packen Sie das Produkt in den Wagen, ohne die Inhaltsstoffe zu lesen. Aber was bedeutet "ohne Zuckerzusatz" wirklich? So viel kann ich Ihnen sagen: Selbst, wenn Sie die Inhaltsstoffe lesen würden, wären Sie wahrscheinlich immer noch überzeugt, dass der Aufdruck stimmt. Denn die Hersteller umschreiben Zuckersorten gerne mit ihren unbekannten Namen -

Süßmolkepulver, Milchpulver, Maltodextrine, Fruchtsüße, Glucose-Fructose-Süße... Das klingt alles entweder sehr unbekannt oder viel gesünder als das Wort "Zucker". Und es ist sogar erlaubt, ein Produkt als "zuckerfrei" zu bewerben, wenn Zusätze wie Süßmolkepulver oder Maltodextrine darin sind, denn es handelt sich im weitesten Sinne dabei nicht per se um "Zucker", sondern nur um Stoffe, die aus Zuckermolekülen bestehen. Ist nicht tatsächlich der gängige Haushaltszucker enthalten, darf das Produkt "zuckerfrei" genannt werden. Also Vorsicht bei diesen Produkten!

Schlusswort

Hier haben Sie ihn also, den neusten Diättrend aus meiner Heimat. Schon viele Frauen haben es damit zu einem Traumkörper geschafft und nun können auch Sie das leicht und effektiv erreichen. Sie haben alles zur Hand, um endlich aus dem unschönen Jo-Jo Kreislauf auszusteigen und unbeschwert und schlank durchs Leben zu gehen.

Ich selbst bin mittlerweile so glücklich, dass ich damals von dieser Diät erfahren habe. Egal was ich esse, ich weiß, falls ich wieder zunehmen würde, hätte ich etwas Funktionierendes, um meine Figur zu retten. Ich fühle mich frei und genieße mein Leben in vollsten Zügen.

Auch Sie können dahin kommen, ich glaube fest daran! Sie schaffen es, durchzuhalten und auch in Ihnen steckt der eiserne Wille. Ich bin ganz sicher, sobald die ersten Pfunde purzeln, sind Sie nicht mehr aufzuhalten!

Diese Diät wird auch Ihnen ein neues Körpergefühl und ein glückliches Leben bescheren und das in kürzester Zeit. Ich wünsche Ihnen viel Erfolg!

Bisous, Ihre

Yasmine Fournier

Urheberrecht

Alle Ratschläge in diesem Buch wurden vom Autor und vom Verlag sorgfältig erwogen und geprüft. Eine Garantie kann dennoch nicht übernommen werden. Eine Haftung des Autors beziehungsweise des Verlags für jegliche Personen-, Sach- und Vermögensschäden ist daher ausgeschlossen.

Alle Rechte, insbesondere das Recht der Vervielfältigung und Verbreitung der Übersetzung, vorbehalten. Kein Teil des Werkes darf in irgendeiner Form (durch Fotokopie, Mikrofilm oder ein anderes Verfahren) ohne schriftliche Genehmigung des Verlages reproduziert oder unter Verwendung elektronischer Systeme gespeichert, verarbeitet, vervielfältigt oder verbreitet werden.

Kontakt

© Yasmine Fournier
2020
1. Auflage
Kontakt: Robin Stock/ Dubliner Str.1/60327 Frankfurt

Printed in Poland
by Amazon Fulfillment
Poland Sp. z o.o., Wrocław

75214404R00068